名老中医经验传承丛书

方显明 编著

方显明医论医案辑要

广西科学技术出版社

图书在版编目（CIP）数据

方显明医论医案辑要 / 方显明编著 . —南宁：广西科学技术
出版社，2022.11

ISBN 978-7-5551-1804-6

Ⅰ . ①方… Ⅱ . ①方… Ⅲ . ①医论－汇编－中国－现代
②医案－汇编－中国－现代 Ⅳ . ① R249.7

中国版本图书馆 CIP 数据核字（2022）第 172488 号

FANG XIANMING YILUN YI'AN JIYAO
方显明医论医案辑要
方显明 编著

责任编辑：黎志海 吴桐林 装帧设计：韦娇林
责任校对：吴书丽 责任印制：韦文印

出 版 人：卢培钊 出版发行：广西科学技术出版社
社 址：广西南宁市东葛路66号 邮政编码：530023
网 址：http://www.gxkjs.com

经 销：全国各地新华书店
印 刷：广西桂川民族印刷有限公司
地 址：南宁市伊岭工业集中区B-109号标准厂房第一期工程项目15#厂房
邮政编码：530104
开 本：787 mm × 1092 mm 1/16
字 数：200千字 印 张：13.5
版 次：2022年11月第1版 印 次：2022年11月第1次印刷
书 号：ISBN 978-7-5551-1804-6
定 价：58.00元

自 序

　　我从事中医临床和教学工作已近五十载。记得刚上大学不久时，家父曾因患病而不能坚持上班，虽经西医多方治疗，但头晕、平衡失调症状仍时有发作，并因此而提前从工作岗位病退。就家父的病情，我请教了老师，得到建议用补中益气汤配合六味地黄丸治疗。服此药之后家父的病终于得以痊愈。这件事给我留下很深的印象，也让我对中医产生浓厚的兴趣，立志一定要学好中医。大学期间，我珍惜学习时间，孜孜不倦，虚心求教，打下了坚实的医学理论基础。毕业留校任教后，借助于学校"教学相长"这一平台，我的临床医疗和教学能力得到不断提高，在整理继承古代医家理论和学习现代中医临床经验的基础上，对内科疾病的中医诊治提出了一些自己的见解。攻读硕士学位期间，我受到导师国医大师邓铁涛教授的亲切教诲并获得不少在临床科研上的实践机会，我的中医内科知识和技能更加充实，并开始执著于心血管疾病的中医药防治研究。多年的学习经历让我深知"熟读王叔和，不如临证多"这句话的深刻内涵，我常告诫自己不仅要博览群书，更要多临床、多实践，才能学好中医，用好中医，从而更好地为人类卫生健康事业服务。在数十载的行医生涯中，我始终不忘这一古训，哪怕身在管理岗位上，也要抽出时间为患者诊治疾病。

　　平日里我喜欢阅读古今医书，注意收集与整理典型病例，做做理论探究，写写临证笔记、医论医案。今回顾自己多年的理论研究和临床实践，择其一二，历时两年，编撰成书，将付之以梓。我不忘初心和前辈良师的谆谆教诲，谨以此书就教于同道，也愿其能对同仁们有所借鉴，对广大患病人群有所帮助，对中医临床经验的传承略尽绵力，此乃我平生之心愿也，是为序。

方显明于辛丑寒冬

目 录

医 论

医　案

医 话

医　论

一、用比较法论张仲景《金匮要略》辨治胸痹心痛

比较法，是分析和确定各种现象之间的共同点和相异点的逻辑方法。中医学对于人体种种生命活动现象及其与自然界之间千丝万缕联系的认识，主要是通过直接观察并广泛运用比较的逻辑方法获得的。比较法是中医学较常用的一种方法，它在中医理论的形成与发展中起到重要的作用。张仲景的《金匮要略》是一部辨证论治杂病的专著，书中许多内容都运用了比较法，其中合篇就是很好的例证。如将"血痹""虚劳"两部分内容合为一篇，是因比较得出两者的病理基础均是由气血虚损所致，故将两者合篇讨论。《金匮要略》中的《胸痹心痛短气病脉证治第九》一篇（以下简称《金匮要略》胸痹篇），所载原文共9条，出方9首（不含附方），其中谈及病机者2条、胸痹证者5条、心痛证者2条，每条原文前后均有密切的联系和异同比较，是反映张仲景运用比较法的重要篇章之一。以下就该篇内容进行论述。

（一）脉因比较，以详病机

比较，是以事物间的同一性和差异性作为基础的。同一性是指事物间的相互联系和相互转化；差异性是指事物间的内在区别。脉象有浮沉迟数、微细弦大等不同，它们之间既互相联系，又相互区别。以浮沉而论，没有浮即无所谓沉，没有沉亦无所谓浮，二者可以相互转化，这是它们的同一性；浮与沉又是脉向上和向下的两种不同趋势，这就是它们的差异性。中医诊脉，就是从异同之中辨别疾病的部位与性质。《金匮要略》胸痹篇中，谈及脉者有2条。其一说："夫脉当取太过不及，阳微阴弦，即胸痹而痛，所以然者，责其极虚也。"所谓"阳微阴弦"，即指脉之太过与不及。《医宗金鉴》解释说："阳微，寸口脉微也，阳得阴脉为阳不及，上焦阳虚也；阴弦，尺中脉弦也，阴得阴脉为阴太过，下焦阴实也。凡阴实之邪，皆得以上乘阳虚之胸，所以病胸痹心痛。"可见，阳与阴说的是部位之不同，微与弦说的是性质之差异。但也有人认为"阳微，指浮取而微，阴弦，指沉取而弦"（湖北中医学院《金匮要略释义》1981年版）。那么，究竟该如何理解"阳微阴弦"？看一看《金匮要略》胸痹篇中另一条谈及脉者，便不难知道张仲景之原意。该条说："胸痹之病……寸口脉沉而迟，关上小紧数……"其中"寸口脉沉而迟，关上小紧数"所指即胸痹之主脉。尤在泾《金匮要略心典》注云："寸口亦阳也，而沉迟，则等于微矣。关上小紧，亦阴弦之意，而反数者，阳气失位，阴反得而主之。"可见，阳脉与寸口，微脉与沉迟，阳脉与关上，弦脉与小紧数，均是互相对应的。张仲景在此条中以脉对举，相互印证，补述了前一条中谈及"阳"与"阴"的不明。显然，把"阳"与"阴"解为"浮取"与"沉取"实属不妥。实际上，"阳微阴弦"是以脉论病机，道破了胸痹心痛乃胸阳不足、阴寒搏结之实质。张仲景论因的原文有2条。其一强调当"责其极虚"，并解释"虚知在上焦，所以胸痹、心痛者，以其阴弦故也"。其二说："平人无寒热，短气不足以息者，实也。"尤在泾《金匮要略心典》注云："平人，素无疾之人也。无寒热，无新邪也。而乃短气不足以息。当是里气暴实。或痰，或食，或饮。碍其升降之气而然。"指出"实"即痰饮或宿食之邪，因其邪阻气滞，故气短不足以息，此乃胸痹心痛之兼证。前说"极虚"者，是着眼于本，后说"实"者，是着眼于标。这里以虚实对举，互为补充，说明了胸痹心痛的病理性质乃虚实夹杂、本虚标实。

（二）证治比较，以别异同

就目的而言，运用比较法，就是要把表面上相似而本质上差异很大的点找出来进行比较。只有同中寻异，透过现象看本质，才能把握疾病规律。

1. 异证异治，当分轻重缓急

《金匮要略》胸痹篇有云："胸痹之病，喘息咳唾，胸背痛，短气……栝蒌薤白白酒汤主之。"此条谈及胸痹的主证及治疗。胸痹的主证为胸背痛、短气、喘息咳唾，全由阳气不足、寒饮阻滞所致，故用通阳散结、化痰泄浊之瓜蒌薤白白酒汤治疗。又云："胸痹不得卧，心痛彻背者，栝蒌薤白半夏汤主之。"此处所言胸痹即包括胸背痛、短气、喘息咳唾等证，所不同的是，此条多了"不得卧，心痛彻背"的证候。尤在泾《金匮要略心典》注云："胸痹不得卧，是肺气上而不下也；心痛彻背，是心气塞而不和也，其痹为尤甚矣，所以然者，有痰饮以为之援也。"指出胸痹心痛乃痰浊壅盛、气机痹阻而致，是痹甚的表现。以上2条对举，前者证轻，后者证重，故于前方加半夏以化痰蠲饮。又有云："胸痹缓急者，薏苡附子散主之。"对于"缓急"之解，《金匮要略直解》认为"寒邪客于上焦则痛急……寒邪散则痛缓"。此说虽有一定道理，但笔者认为此处的"缓急"是偏正复词，重在"急"字上，强调胸痹病急者，当温阳缓急舒络，故用薏苡附子散。此条与前文2条均属胸痹，一为主证，一为重证，一为急证，各有其不同的特点，故治疗也因证而异。至于心痛，《金匮要略》胸痹篇中云："心中痞，诸逆心悬痛，桂枝生姜枳实汤主之。"此条所言心悬痛乃由痰饮停积、气痹不通所致，治当通阳开痹，以化痰饮，所以用桂枝生姜枳实汤。又云："心痛彻背，背痛彻心，乌头赤石脂丸主之。"此条所言心痛乃因阴寒凝滞、络痹不通而致，与上条同为心痛，前者证轻，只有"心悬痛"，后者证重，疼痛由心及背，又由背及心，心背相互牵引而痛剧，故需用大辛大热的乌头赤石脂丸温经逐寒，以止疼痛。上下互参可得，因病机不同或病之程度不一而导致的不同证候，所用方药亦不相同。

2. 同证异治，须辨脏腑虚实

《金匮要略》胸痹篇中云："胸痹，心中痞气，气结在胸，胸满，胁下逆抢心，枳实薤白桂枝汤主之，人参汤亦主之。"胸痹见心中痞气，胸满，胁下逆抢心，这是寒气上逆，气机凝滞，痛势已发展到胃脘与两胁。所举两方，证似相同，但以方测证，可知本质上有很大的差异。前者偏实，必有脉弦紧有力等实寒证，故治宜行气开结，温通化痰，"祛邪之实，即以安正"；后者偏虚，当见脉细肢冷，气少乏力，故治宜益气温中祛寒，"养阳之虚，即以逐阴"。二者病机不一，一实一虚，故治疗用方亦截然不同。又有云："胸痹，胸中气塞，短气，茯苓杏仁甘草汤主之；橘枳姜汤亦主之。"胸痹仅见胸中痞闷、短气，是痰气痹阻，其证较轻。病位不一，治法亦不同。若痰饮停于胸膈，肺气失宣，以短气为主，水停则伤气，故当利尿，用茯苓为君，杏仁为臣，君臣相辅，以开肺利气而化痰饮。若饮积中焦，胃失和降，以胸中痞闷为主，痰阻则气滞，故宜理气，用橘、枳为君，利气化痰，生姜为臣，散寒和胃，使气畅而痰消。一从肺治，一从胃治，亦属"同病异治"之例。以上2条所说，均是因病机与病位有本质不同，故采取了不同的治疗方法，这种比较法具有丰富的辩证法思想。

"同"与"异"是相对的，同中有异，异中有同。胸痹、心痛虽是2种不同的病证，但亦可见到相同的证候。胸痹之"心中痞气"与心痛之"心中痞"，均指胃中痞闷胀满，因其证略同，故治疗方法亦大致相同。《金匮要略》胸痹篇中提到的胸痹之"心痛彻背"与心痛之"心痛彻背，背痛彻心"，同是"心痛彻背"之证，前者是痰浊阻痹胸阳所致，其证轻于心痛；后者是阴寒凝滞、闭阻心络所致，其证重于胸痹，故多"背痛彻心"4个字，以示区别。二者虽有相同证候，但因性质不同，程度有异，所以治疗时亦当区别轻重。

（三）方药比较，以明治法

《金匮要略》胸痹篇所载方剂9首，其中4首以方对举。如篇中提及的枳实薤白桂枝汤与人参汤，主治证候相同，但有虚实之别，故根据虚实不同而论治；又如茯苓杏仁甘草汤与橘枳姜汤，主治证候相同，但其病位各异，故根据肺胃病位不同而论治。这都是举方而略证，通过以方测证，而详"同病异治"之由。再从张仲景的用药规律来看，篇中治疗胸痹多以瓜蒌、薤白为主药，胸痹合心痛短气者，则以桂枝、枳实、厚朴、薤白、瓜蒌、生姜并用；胸痹心痛之急证重证，则多以乌头、附子为主药组方。由此可见，张仲景论治胸痹心痛，偏用温药，重在通阳行气、温阳祛寒、化痰泄浊，其组方因证而异，用药有法可遵，故张仲景治疗胸痹、心痛之方，迄今仍在临床上广为沿用。

　　总之，从《金匮要略》胸痹篇中不难看出，张仲景在辨证论治中十分重视运用比较的方法，善于从异中求同，在同中寻异，去认识不同疾病之现象和本质，从而选出正确的治疗方法。因此，探讨张仲景对比较法的运用，学会在临床诊治中看出异中之同或同中之异，对于帮助我们提高鉴别事物现象的能力及掌握中医辨证论治的精髓，均大有裨益。

二、浅谈活血化瘀方药研究中的问题

　　近20年来，国内在活血化瘀药方面做了不少探索性的研究，某些单味药或中药复方的有效成分及作用机理已初步得到阐明，其制剂也广泛应用于临床各科，取得了显著的疗效。但就目前的研究而言，仍有一些问题值得深入研究，现就这些问题简要论述如下。

　　活血化瘀药有单味药和复方两大类。从单味药中提取有效成分，并阐明其作用机理及药物体内代谢过程，是当前中医药研究的方向。但要注意以下问题。

　　一是中药材的标准化问题。由于品种、产地、采集时间及加工炮制方法等不同，中药的有效成分及药理作用也不尽相同。研究单味活血化瘀药中的有效成分时，应按《中华人民共和国药典》规定的标准，选择同一品种、同一产地、炮制方法相同的中药材进行研究，以便确定该药的有效成分及含量。

二是提取方法的优化问题。单味药中大多含有生物碱、皂苷、多糖等多种有效成分，除其自身所固有的特性外，提取方法的不同也是影响其有效成分含量的一个重要原因。要确定单味活血化瘀药的有效成分，首先应对其提取方法（包括水提法、醇提法等）进行研究，通过比较，才能筛选出最佳的提取工艺与方法。

三是有效成分的筛选问题。单味药中一般都含有多种成分，如丹参含丹参酮（脂溶性成分）、丹酚酸（水溶性成分）等10多种成分，但哪种成分活血作用更好，需通过比较才能评价。在筛选有效成分时，既要做同一种药不同活性成分的比较，也要做不同药物同一活性作用的比较。如三七皂苷、丹参素、川芎嗪等都是具有活血化瘀作用的有效活性成分，通过比较研究，才能筛选出作用效果更好的成分。

四是药物的代谢途径问题。对于有效成分已较明确的单味药，已有人进行药代动力学方面的研究，如对川芎嗪在体内的代谢过程（包括吸收、分布、代谢及排泄等）已基本清楚，但对大多数药物的代谢途径尚未完全明了，因此这一工作亟待加强。

与单味药相比，复方的成分更为复杂。中药复方是中医临床用药的主要方式，一个中药复方可由几味药、十几味药乃至几十味药组成，复方中每一味药之间既有相互协同、增效的作用，也有相互制约、减毒的作用，其效能是整合性的，而不是单纯药物功效的累加或叠加，这就决定了其有效成分的复杂性及作用机理的多靶向性。因此，研究活血化瘀中药复方的一个主要难题，就是其主要活性成分的提取、分离与鉴定。应用现代中药化学、中药药理学、中药制剂学等方法进行研究是一个必不可少的手段，它可以揭示某些复方的复合成分如基团、化合物等。而要弄清楚其化学成分及结构也是一个系统工程，借助现代物理、数学、分子生物学等现代自然科学的多学科理论与方法，采用多级质谱分析、多元分析、基因分析等技术或手段的研究思路，有望给活血化瘀中药复方活性成分及其作用机理的研究带来新的突破。

此外，活血化瘀古方研究也是一个值得重视的问题。古方的组成往往依据中医药理论，有其组方理论及原则，并有较长期且深厚的临床实践基础。然而有的古方效果亦不尽然，前人有"古方今病不相能也"之告诫，因此需要用现代科学方法对有效的古方进行筛选。"拆方"研究就是一种很好的尝试，如精制血府逐瘀胶囊，原处方中有 11 味药，经"拆方"筛选，精简为 6 味药，优化了临床的治疗效果。值得提倡的是采用数理统计方法如因素筛选法筛选复方，包括筛选处方的药物组成、用量、有效成分等，均可采用正交试验设计方法，通过反复多次的筛选试验，进一步优化组合，从而提高组方的合理性与实效性。创建一个新的活血化瘀中药复方也是如此，要在中医学理论及组方原则的指导下设计组方、构建新方。单凭单味药现代药理药效实验去筛选药物，构建新的方剂，往往达不到预期的目的和理想的临床效果。

三、论亚健康状态的中医药防治

亚健康状态是指介于健康与疾病之间的一种状态，又称为"第三状态""发病前状态""亚临床期"等。它是 20 世纪 80 年代末世界卫生组织（WHO）提出的一个医学新概念。因患者在主观上确实感受到种种不适的感觉或症状，而临床上却检查不出实质性病变，故在诊断与治疗上较为棘手，至今尚未有特效治疗药物。中医学"治未病"的理论在防治亚健康状态方面有着丰富的内涵，尤其是对机体整体功能状态的调理独具特色，具有潜在的优势。以下就中医药对亚健康状态的防治研究进行探讨。

（一）亚健康状态的基本特征

亚健康状态的表现形式多种多样，WHO 指出，亚健康状态最典型的表现为疲劳及与疲劳相伴的生理、心理、情感等方面的不适。在生理方面表现为头昏脑胀、胸闷、心悸、自汗、倦怠乏力、食欲不振、关节肌肉酸楚疼痛、不明原因的低热、腹泻、月经不调、性功能减退等。在心理方面表现为精神不佳、情绪低落、反应迟钝、记忆力减退、失眠多梦、嗜睡困倦、注意力不集中、工作效率低下等。在情感与社会性方面表现为烦躁易怒或郁闷冷漠、孤独空虚、家庭不和睦、人际关系紧张、害怕社交场合、迷恋虚幻世界等。患者到医院检查往往查不出任何器质性病变，但临床上表现出机体活力和对外界适应能力降低的状态，严重影响自身生活质量。

（二）亚健康状态的流行病学

在一些发达国家，民众的亚健康状态非常普遍。国际劳工组织的一项调查显示：在英国、美国、德国、芬兰和波兰，每 10 名办公室职员中，至少有 1 人处于亚健康状态。美国每年有 600 万人处于亚健康状态，其中成年人占 25% ～ 48%。在亚洲，处于亚健康状态的人群比例更高，日本公共卫生研究所在一项针对数千名员工的调查中发现，有 35% 的员工受慢性疲劳综合征的困扰。

关于我国处于亚健康状态人群的分布情况，城市发生率为 10% ～ 20%，知识分子、企业领导、机关干部发生率达 70%。国家卫生健康委员会一项对 10 个城市上班族人群的调查表明，在上班族中处于亚健康状态的人群占 48%。中国保健协会公布的对 16 个百万人口以上城市的调查结果显示：北京处于亚健康状态的人群占全市人口的 75.3%；上海处于亚健康状态的人群占全市人口的 73.49%，均高于其他城市。在处于亚健康状态的人群中，40 ～ 50 岁的人较为多见，脑力劳动者多于体力劳动者。

（三）亚健康状态形成的原因

亚健康状态的形成是多方面因素综合作用的结果，其中尤以社会因素、生活方式及生存环境与之关系最为密切。首先是社会因素。随着科技的进步和社会信息化的飞速发展，现代生活、工作节奏日益加快，而人际关系逐渐淡薄。当人们处在持久的精神紧张、长时间的连续劳作、单调刻板或精神高度集中的作业、不和谐的人际关系等条件下而又失于调节时，便会导致机体正常生理功能失调。其次是生活方式。有研究资料显示，处于亚健康状态的人群较普遍存在着"三高一低"的倾向，即高血脂、高血糖、高血黏度、免疫功能低下。此种倾向的产生与不良生活方式密切相关，其中，吸烟、酗酒、膳食不平衡（结构不合理、摄入总热量过高、某种成分摄入偏多）、运动过少等是造成亚健康状态的主要原因。此外，生存环境中的有害因素，如大气污染、光污染、电磁波及噪声等的影响亦会导致人体处于亚健康状态。上述各种因素均可导致人体自主神经功能紊乱，以内分泌功能变化和机体各器官功能性变化为主，从而引发全身亚健康症状的产生。

（四）中医学对亚健康状态的认识

1. 亚健康状态的理论基础

中医学虽无"亚健康状态"一词，但早在春秋战国时期的《黄帝内经》中就已有阴阳平衡学说。该学说认识到人体是一个阴阳运动平衡协调的整体，即所谓"阴平阳秘，精神乃治"，并把这种"阴平阳秘"和"阴阳平衡"作为人体和谐的健康标准。如今界定亚健康状态时所描述的以身体不适为主的生理、心理、情感与社会性等基本特征，在中医范畴内已经被认为是一种不健康状态或患病状态，是阴阳气血失调、脏腑功能失调的初病状态，即所谓功能性疾病状态。中医的"治未病"理论，是一种"未病先防、已病防传、瘥后防复"的"三防"思想，强调要针对人体阴阳、气血、脏腑等平衡失调所致的异常状态，进行早期的药物干预或非药物干预，"消患于未兆""济羸劣以获安"（《素问·序》）。这种"治未病"的理论，也是针对亚健康状态的治疗理念。

2. 亚健康状态的形成机理

亚健康状态多是生活、工作节奏加快，社会压力不断加重，长期处于紧张状态，心理承受能力低下，饮食不规律、不合理，过度疲劳或房劳，睡眠不足，身心透支等所导致。《素问·上古天真论》中描述："今时之人不然也，以酒为浆，以妄为常，醉以入房，以欲竭其精，以耗散其真，不知持满，不时御神，务快其心，逆于生乐，起居无节，故半百而衰也。"此与亚健康状态的形成原因何其相似。中医认为，亚健康状态多由七情内伤、饮食不节、起居无常、劳逸无度、年老体衰等因素导致，人体内阴阳平衡失调，脏腑气化功能失调，气血津液失调，精、气、血亏虚，形神失养，从而出现亚健康状态或各种疾病状态。

（五）亚健康状态的中医药防治

中医学历来就重视预防，强调"防患于未然""未病先防，既病防变"，这与现代医学"预防为主"的原则是一致的。正如《素问·四气调神大论》中所说："圣人不治已病治未病，不治已乱治未乱……夫病已成而后药之，乱已成而后治之，譬犹渴而穿井，斗而铸锥，不亦晚乎？"此论述生动地指出了"治未病"的内涵及其重要意义。因此亚健康状态的防治，关键在于未病先防。具体措施和方法可归纳如下。

1. 心理治疗，自我调节

中医认为情志和心理因素是影响亚健康状态的重要因素，要预防亚健康状态的产生，就要保持心情舒畅，心理健康，学会自我调节。老子说："乐莫大于无忧，富莫大于知足。""无忧"和"知足"就是自我内心世界调解的结果，这样才会心情舒畅，乐观向上。另外，走进大自然也是缓解亚健康状态的一种较好方法。我曾治疗过一位患失眠症的部门经理，其因一度失眠至只能服用安眠药方可入睡而前来医院就诊。给予健脾养血、镇心安神中药治疗1个月，其睡眠情况仍时好时坏。我便建议其利用节假日外出旅游，以放松身心，缓解压力。旅游归来后，其失眠症不治自愈。这是因为旅游观景时，置身大自然，会让人心旷神怡，心胸开阔，身心得到充分的自我调节，气血流畅，阴阳和谐，睡眠自能改善。正如《素问·上古天真论》中所说："恬淡虚无，真气从之，精神内守，病安从来。"

2. 审因论治，平调阴阳

亚健康状态者可表现出诸多的中医症候群，中医根据"五脏相关"理论，结合具体的证候表现，审因论治，合理用药，调畅气机，疏通血脉，调和五脏阴阳，使脏腑功能恢复平衡，从而达到治疗目的，使处于亚健康状态者症状缓解，恢复健康。临床上常用治法有如下几种。

（1）疏肝解郁法。适用于情绪抑郁或易波动、心烦失眠、胸闷不舒、喜太息（长吁短叹）、妇女月经失调、行经前后症状加重者。因肝主谋虑，易郁易怒，故宜疏散解郁。临床可选用逍遥散、丹栀逍遥散加减。

（2）滋阴益肾法。适用于形神疲惫、头晕目眩、气短乏力、腰酸耳鸣、舌淡红、脉沉细者。因肾为元气之根，"作强之官"，故宜补肾益肾。临床可选用六味地黄汤加味。若肾阴虚兼内热者，症见咽干口燥、五心烦热、潮热盗汗、舌红苔少、脉细数等，可用知柏地黄丸加减；若阴损及阳，表现为肾阳虚者，症见形寒肢冷、夜尿频多、耳鸣不聪、大便溏薄、舌淡胖苔白、脉沉迟等，可用金匮肾气丸加减。

（3）健脾化痰法。适用于胸脘痞闷、恶心纳差、气短力弱、食少痰多、头重身困、舌淡苔腻、脉濡者。因脾主运化，为生痰之源，故宜健脾化痰。临床可选用六君子汤加减，该法主要可健脾助运，兼以祛痰，标本同治。

（4）养血安神法。适用于心悸不宁、怔忡、面色不华、头晕乏力、惊恐、视物模糊、夜寐不安者。因心主血，脉舍神，故宜养血安神。临床可用归脾汤或天王补心丹加减。

（5）补气固表法。适用于气短懒言、倦怠乏力、容易感冒者。因肺主卫，胃为卫之根，故宜调补肺胃。临床可用玉屏风散合四君子汤加减。

3. 针灸、按摩保健

中医认为人体存在着经络，能运行气血、联络脏腑、沟通内外、贯通上下，具有传导感应、调节虚实的功能。针灸、按摩通过刺激经络、腧穴，调节脏腑功能，泻其有余、补其不足，促使机体气血流通、阴平阳秘。有实验证明，针灸、按摩具有双向调节作用，如对血压偏高者能降压，对血压偏低者又能升压。因此，针灸、按摩均不失为对亚健康状态的有效防治方法。此外，手疗、足疗、药浴等亦可以解除机体的疲劳和不适，也是有益于身体健康的方法。

4. 传统体育保健

传统体育保健包括导引（如五禽戏、八段锦、易筋经）、武术（如太极拳、太极剑、太极扇）和气功等。传统体育保健强调意守、调息、动作的统一，具有扶正祛邪、调节精神、改善机能、平衡阴阳、疏通经络、调和气血、延年益寿、养身防衰等功效。传统体育保健锻炼可以使人心情舒畅，消除消极情绪，脱离病态心理，对中枢神经系统、心血管系统、消化系统等多个系统都有明显的保健作用。

5. 食疗、药膳

中医学有"药食同源"的悠久传统，日常生活中的普通蔬菜瓜果均具有养生保健作用，它们既可食用，又可治病。如药食两用中药人参、鹿角胶、冬虫夏草、灵芝、枸杞子、银杏、大枣、甘草等均常用于药膳或保健功能食品研制。中医可根据处于亚健康状态的不同人群，或以食疗，或以药膳，或以保健食品形式进行针对性防治。

6. 预防与保健

据 WHO 报告：个人的健康和寿命 60% 取决于自我保健，15% 取决于遗传，10% 取决于社会因素，8% 取决于医疗条件，7% 取决于气候。这说明了加强自我保健的重要性。因此，当下的重要任务是要向群众普及健康知识，让群众自己学会把握健康和生命，少生病或不生病。自我保健方法包括：①确保生活节奏规律有序；②均衡饮食，适量饮水；③坚持锻炼，控制体重；④戒烟少酒，弃不良嗜好；⑤排除压力，提高自信；⑥保持心态良好，身心健康。

总之，中医"治未病"的预防医学思想对亚健康状态的防治具有重要指导意义，注重预防与自我保健，是走出亚健康状态、提高人类健康水平和生命质量的关键。

四、冠心病从痰论治探究

冠心病是严重危害中老年人健康的一种常见心血管疾病，属于中医"胸痹心痛"范畴。中医认为本病多由脏气亏损，气化失调，痰浊与瘀血内生、痹阻心脉所致。以往对本病的治疗多从瘀血论治，近年来从痰论治冠心病的理论已逐渐引起临床广泛重视。以下参考有关文献，结合个人临床经验体会，对冠心病从痰论治进行论述。

（一）冠心病从痰论治的理论基础

1.痰浊之形成

中医认为，痰浊由津液凝聚而成，津血同源，皆由水谷精微化生。而水谷之化，主于脾而本于肾。因此，冠心病痰浊之形成与以下因素有关。

（1）因于饮食。长期恣食膏粱厚味或醇酒肥甘，膏粱生热，肥甘壅中，酒性湿热，易呆胃滞脾，聚湿蕴热，酿生痰浊。《儒门事亲·酒食所伤》中有关于"夫膏粱之人……酒食所伤，以致中脘留饮胀闷，痞膈醋心"之记载，说明时人已认识到高脂饮食和饮酒是胸痹之诱因。现代医学认为，长期过食高热量和高脂肪饮食可引起胆固醇和甘油三酯增高，导致动脉粥样硬化；而饮酒又可抑制脂蛋白脂酶的活力，诱发甘油三酯增高。有关研究也表明，痰浊型冠心病与脂质代谢紊乱有关。

（2）因于脾肾。脾主运化，升清，水谷精微赖之以运化转输。若脾胃健运，水精得以运化转输，清升浊降，痰浊则无从而生。若脾胃虚弱，健运失司，水精无以运化转输，清气不升，浊气不降，遂凝聚而成痰。如《医宗必读·痰饮》所说："脾土虚湿，清者难升，浊者难降，留中滞膈，瘀而成痰。"痰浊虽化源于脾，然本源于肾，肾主水液，津液得肾阳之气化蒸腾，方能清升浊降，上通于肺，下达于膀胱。肾虚失于蒸化，水液停聚，即可为痰。肾阳不能温煦脾阳，脾运不健，聚湿生痰。而肾之真阴不足，精亏液少，虚热内生，灼津炼液，亦可成痰。因此，《景岳全书·痰饮》说"故痰之化无不在脾，而痰之本无不在肾"。

（3）转化于气血。津涵于气而化以为气，运于血而化以为血。津液与气血互相滋生，相互影响。气血不清，产生败浊，可熏蒸津液，转化为痰。即《证治汇补·痰症》所谓："荣卫不清，气血浊败，熏蒸津液，痰乃生焉。"而津液不清，产生败浊，则气血亦可变生痰浊。《景岳全书·痰饮》谓："痰即人之津液，无非水谷之所化……若化失其正，则脏腑病，津液败，而血气即成痰涎。"这里所说的气血转化为痰有两个含义：一指水谷精微本当化生津液以充气血，但不能正常化生，而转变为痰浊；二指气血之成分不清，产生败浊，而转为痰浊。后者可能与血液中某些成分如血浆、血脂等的异常改变有关。因此，气血转化为痰，实为"津（气）血同病"之病理反映。痰之性质重浊黏腻，随气而至，无处不到。痰浊一旦形成，既可上犯于胸，致胸阳痹阻，又可壅滞脉道，使气血不能畅行，致心脉瘀阻，而成胸痹心痛。所以，尤在泾《金匮要略心典》说："阳痹之处，必有痰浊阻其间耳。"

2. 痰浊之治疗

（1）治痰求本。前人对于治痰有"必求其本"之告诫，所谓治痰求本，即求生痰之因。脾胃为生痰之源，《景岳全书·痰饮》认为："盖痰涎之化，本由水谷，使果脾强胃健。如少壮者流，则随食随化，皆成血气，焉得留而为痰？"因此，生痰之因，当责之于脾胃，即所谓"治痰不理脾胃，非其治也"（《医宗必读》）。理脾胃即调治脾胃，其有两个含义：一是补脾气，运中州，水谷精微运化自如，则痰浊无处由生；二是调气机，脾胃为升降之枢，枢机利则津液通，痰浊自可消。张仲景《金匮要略》中谈治痰浊胸痹，创通阳泄浊之大法，用药亦多从调治脾胃入手。对于偏实者，治痰以调脾胃气机为主，多用瓜蒌、枳实、橘皮、厚朴、薤白、生姜、半夏等药物配伍，如瓜蒌薤白半夏汤、枳实薤白桂枝汤；对于偏虚者，治痰以补脾气不足为主，多用人参、白术、干姜、桂枝、甘草等药物配伍，如桂枝人参汤。

（2）心胃（脾）同治。心与胃（脾）经络相连。足太阴脾经属脾络胃，"其支者，复从胃，别上膈，注心中"（《灵枢·经脉》），交手少阴心经。而

"胃之大络，名曰虚里，贯膈络肺，出于左乳下，其动应衣，脉宗气也"（《素问·平人气象论》）。左乳下乃心尖搏动之处，以候宗气。宗气为肺吸入大自然之清气与水谷精气相结合，积于胸中而成，有贯心脉以行血气之作用。所以，脾胃、心与宗气三位一体，关系十分密切。若脾胃健运，气血生化有源，则宗气充足，血液畅行，而百脉通利；若脾运不健，气血生化不足，则宗气亦虚，不能辅心以运血，可致脉道不利，心血瘀阻，而作胸痹心痛。若饱食无节或长期恣食膏粱肥甘之品，损及脾胃，以致运化无权，积痰留饮，"浊阻心脉"，心胃（脾）同病，亦可致胸痹心痛。可见，脾胃与心，生理上相互联系，病理上互相影响，这是"心胃（脾）同治"的理论基础。

（二）冠心病从痰论治的临床运用

从痰论治冠心病，是近年来中医治疗学领域探索的一个重要方向，临床运用主要有以下几种治法。

1. 祛痰法

适用于单纯痰浊型患者。临床表现多有胸脘痞满或闷痛，舌苔白腻，脉滑等。治疗上常用瓜蒌薤白半夏汤或温胆汤加减，可选用全瓜蒌、薤白、法半夏、石菖蒲、郁金、竹茹、枳壳、陈皮、茯苓等药物配方。

2. 益气化痰法

多用于气虚兼有痰浊患者。临床表现有胸脘痞闷或闷痛，气短，乏力，舌淡或舌边有齿印，苔腻，脉缓滑无力等。治疗上常用瓜蒌薤白白酒汤或温胆汤加补气药，著名中医专家邓铁涛教授多用温胆汤加参治疗。笔者根据邓铁涛教授临床经验，应用益气除痰方（党参、五爪龙、法半夏、茯苓、橘红、竹茹、枳实、白术、山楂、甘草）为主治疗冠心病，也取得了较好的临床疗效。

3. 补肾化痰法

多用于老年肾虚兼有痰浊患者，临床表现有胸脘闷痛，头晕乏力，腰酸耳鸣，苔腻脉滑等。偏肾阴虚者可见舌偏红，脉弦细数或脉细滑；偏肾阳虚者可见形寒肢冷，夜尿频多，舌淡胖，脉沉细滑或沉迟。治疗上宜用

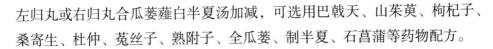

左归丸或右归丸合瓜蒌薤白半夏汤加减，可选用巴戟天、山茱萸、枸杞子、桑寄生、杜仲、菟丝子、熟附子、全瓜蒌、制半夏、石菖蒲等药物配方。

4.祛瘀化痰法

多用于痰滞脉络、血行不畅、痰瘀互结型患者。临床表现有胸闷痛或痛如针刺，甚至胸痛彻背，唇舌紫暗或舌边尖有瘀点瘀斑，苔浊腻，脉弦细涩等。治疗上常用血府逐瘀汤合瓜蒌薤白半夏汤加减，可选瓜蒌壳、半夏、桃仁、红花、三七粉、当归、丹参、赤芍、柴胡、枳壳、牛膝、川芎、泽兰、郁金等药物配方。

5.清热化痰活血法

多用于痰郁化热、痰热内结型患者。临床表现多有胸中烦闷而痛，口苦口干，舌暗红或舌边尖有瘀点瘀斑，苔黄腻，脉滑数或弦细数等。治疗上可用黄连温胆汤加减，常用黄连、竹茹、半夏、陈皮、枳实、茯苓、全瓜蒌、石菖蒲、郁金、丹参、川芎、赤芍、三七、甘草等药物配方。

6.益气化痰活血法

多用于心气不足、痰瘀互结型患者。临床表现有心胸隐痛，胸闷气短，心悸乏力，汗出，舌淡暗或舌淡边有瘀点，苔白腻，脉细涩或结代等。治疗上常用温胆汤合桃红四物汤加减，可酌情选用生黄芪、党参、茯苓、陈皮、当归、制半夏、胆南星、郁金、枳实、石菖蒲、桃仁、红花、川芎等药物配方。

7.益气养阴化痰活血法

多用于气阴两虚、痰阻血瘀型患者。临床表现有胸闷隐痛，时作时止，心悸而烦，头晕乏力，舌淡暗，苔腻而干，脉细滑无力或结代等。治疗上常用生脉散合瓜蒌薤白汤加减，可用炙甘草、党参、黄芪、茯苓、麦冬、丹参、郁金、法半夏、三七末、红花、桂枝、全瓜蒌等药物配方。

8.益气通阳化痰逐瘀法

多用于脏气虚弱兼痰阻血瘀型患者。临床表现有胸闷窒痛，气短乏力，舌淡白或淡紫，苔白腻，脉沉滑无力或沉细涩等。治疗上常用桂枝人参汤合瓜蒌薤白半夏汤加减，可用人参、黄芪、桂枝、川芎、半夏、当归、瓜蒌、桃仁、红花、水蛭、茯苓等药物配方。笔者临床上应用此法，采用人参、桂枝、瓜蒌、水蛭、茯苓等药物提取制成益心脉颗粒（医院中成药制剂），用于治疗冠心病心绞痛及合并慢性心功能不全，疗效令人满意。

（三）小结

冠心病从痰论治，是基于"津血同源""津血同病"的理论而创立的一种治法，历史悠久，源远流长，自东汉末年张仲景创通阳泄浊法治疗胸痹之后，一直为后世所推崇。近年来，该法在冠心病心绞痛上的临床应用日趋广泛。针对冠心病本虚标实的病机特点，治疗多标本兼顾，治本着重于益气养阴，治标则从痰从瘀，或痰瘀并治。选方上多以瓜蒌薤白半夏汤、温胆汤两方为基础化裁，疗效显著。临床实践证实，从痰论治是治疗冠心病心绞痛的一个有效途径，值得今后做进一步研究。

五、论痰瘀学说与冠心病

冠心病发病多由脏气亏损，气血、津液营运不畅，停聚体内，变生痰浊与瘀血，留滞经脉，痹阻心络而致。因此，痰浊与瘀血贯穿于疾病发生发展之始终。以下就痰瘀学说与冠心病之形成进行探讨。

（一）痰瘀学说致病理论的提出

痰浊与瘀血是中医病因学的理论之一，痰是津液输布失常凝聚而成，瘀是血液运行障碍涩滞而成，二者相互为因，互相影响，是导致疾病发生发展的重要因素。痰瘀相关学说源远流长，自古就有记载。《灵枢·痈疽》中所云"津液和调，变化而赤为血"，提出了津血同源的理论。《景岳全书》中提到的"痰即人之津液，无非水谷之所化……若化失其正，则脏腑病，津液败，而血气即成痰涎"与《证治汇补》中提到的"荣卫不清，气血浊败，熏蒸津液，痰乃生焉"有关论述，指出了脾胃功能失调与津液、气血的关系，这是津血同病的基础，也是痰浊生成的缘由之一。《素问·痹论》中提出的"心痹者，脉不通"奠定了冠心病"瘀血"致病的理论基础。张仲景《金匮要略》中记载的"夫脉当取太过不及，阳微阴弦，即胸痹而痛，所以然者，责其极虚也"，指出胸痹心痛之病机乃"阳微阴弦"和"责其极虚"。"阳微"指胸阳不足，"阴弦"指寒凝、痰浊、瘀血等阴凝之邪。《金匮要略心典》注："阳痹之处，必有痰浊阻其间耳。"张仲景率先提出胸阳不足、痰浊痹阻之病机理论，创立了宣痹通阳、化痰泄浊的治疗原则及以瓜蒌薤白为主的系列方药，如《金匮要略》中所云"胸痹之病，喘息咳唾，胸背痛，短气……栝蒌薤白白酒汤主之""胸痹不得卧，心痛彻背者，栝蒌薤白半夏汤主之"等，均为冠心病从痰论治奠定了基础。邓铁涛教授推崇张仲景《金匮要略》治胸痹心痛重在通阳泄浊（治痰）之理论，强调心脾（胃）同治，倡用温胆汤加参治疗冠心病，为后续研究者指明了方向。

根据历代医家论述，笔者认为，五脏气化是维持人体津液和血液生成与正常运行的基础，脏气亏损，气化失调，则津液凝聚而成痰，血液涩滞而成瘀，脏气亏损为内在的病理基础，痰浊与瘀血既是脏气内虚的病理产物，又是致病的主要因素，脏虚与痰瘀互为因果，贯穿于疾病发生发展之始终，这是痰瘀学说致病理论之关键所在。

（二）冠心病痰瘀学说的理论基础

根据痰瘀学说理论，结合五脏相关之特点，笔者认为五脏之气虚损是冠心病的内在病理基础，而痰浊与瘀血既是脏虚之病理产物，又是导致脏气亏损，使疾病发生发展的两个重要因素。基于这一认识，笔者于 20 世纪 80 年代后期提出了冠心病乃"脏气虚于内，痰瘀痹于中"之病机新说。所谓"脏气虚于内"，指五脏之气虚损为本病之内在病理基础。冠心病虽病位在心，除与心气（阳）不足，无力行血有关外，还与肺、肝、脾、肾有关。如肺气虚损，治节不利，不能助心气以行血脉；肝气虚损，疏泄不利，气血运行不畅，心脉瘀阻；脾气虚损，健运失司，水湿不运，聚湿生痰，痰浊壅滞；肾气虚损，温煦无权，水液停滞。诸脏气化失常，痰浊瘀血诸邪内生而为患。所谓"痰瘀痹于中",是指痰浊、瘀血两者往往同时存在,共同痹阻于心络之中。痰源于津,瘀源于血,津血同源,相兼为病。痰浊壅滞脉道,气血不能畅行,可致脉络瘀阻;瘀血久积,营卫不清,气血浊败,熏蒸津液可致痰生。

"脏气虚于内,痰瘀痹于中"之病机学说,是对冠心病病机的一个全面、核心的认识,既注重了五脏在致病中的相关性,又重视了痰瘀之间的互因互患,脏虚与痰瘀互为因果,构成冠心病本虚标实、虚实兼挟的病理过程。

痰、瘀同属阴邪,互为因果,相互影响。因此,痰浊阻络,瘀血乃生;瘀血化热,灼津炼液,即成痰浊。痰浊、瘀血常同时存在,贯穿疾病的发生发展过程,故在对冠心病的治疗上采用益气通阳、化痰逐瘀之法(即益气化痰通瘀法),往往是获效的关键所在。益气通阳,可以促进五脏之气化功能恢复;化痰逐瘀,可以通络脉之瘀滞,使邪去而正安。标本兼顾,寓通于补,寓补于通,通补兼施,故可获得良好的疗效。

(三)痰瘀学说在冠心病诊治中的应用

1.冠心病的辨证诊断标准

根据痰瘀学说及冠心病本虚标实的证候特点,结合相关文献资料和临床经验,笔者在临床上将冠心病的辨证分为5个证型。

(1)心血瘀阻证。①胸部刺痛或绞痛;②痛引肩背及左臂内侧;③胸闷如滞;④心悸不宁;⑤唇舌紫暗或舌边及舌尖有瘀点瘀斑;⑥脉细涩。

(2)痰阻心脉证。①胸闷窒痛或胀痛;②痛引肩背;③气短喘促;④痰多体肥;⑤舌苔浊腻或滑腻;⑥脉滑。

(3)痰瘀互结证。①胸闷痛或绞痛;②痛引肩背或手臂;③心悸不宁;④体肥痰多;⑤唇舌紫暗或有瘀点瘀斑;⑥舌苔浊腻或滑腻;⑦脉细涩或滑。

(4)阳气亏虚证。①胸闷隐痛;②心悸不宁;③气短;④神疲乏力;⑤自汗;⑥畏寒肢冷;⑦舌淡或边有齿痕;⑧脉沉细或细弱。

(5)气阴两虚证。①胸闷隐痛;②心悸;③气短;④倦怠懒言,头晕;

⑤失眠多梦；⑥舌红苔少；⑦脉细弱或细数。

在证候诊断时，各证型凡具备证候①+其他两项+舌象者，参考脉象，即可作出诊断。若以上各证型交互出现时，可视其主次作出联合诊断，如阳气亏虚证与心血瘀阻证交互出现时，则诊为"阳虚血瘀证"。

2.冠心病的辨证论治

（1）分证论治。

①心血瘀阻证。治宜活血化瘀，通络止痛。方用血府逐瘀汤加减。

②痰阻心脉证。治宜化痰泄浊，通阳宣痹。方用瓜蒌薤白半夏汤或温胆汤加减。

③痰瘀互结证。治宜化痰通瘀，通阳行痹。方用瓜蒌薤白半夏汤或温胆汤合血府逐瘀汤加减。

④气虚痰瘀证。治宜益气通阳，化痰逐瘀。方用人参桂枝汤、瓜蒌薤白半夏汤合丹参饮加减。

⑤气阴虚痰瘀证。治宜益气养阴，化痰通瘀。方用生脉散、温胆汤合丹参饮加减。

（2）按法论治。根据冠心病从痰瘀论治的理论，笔者主张以益气化痰通瘀法立论，临床多用益气、化痰、活血、祛瘀的中药配伍，常用药有红参（或西洋参）、太子参、党参、黄芪、瓜蒌壳、薤白、竹茹、枳实（或枳壳）、法半夏、橘红、茯苓、桂枝、丹参、三七、泽兰、山楂、水蛭等。并结合临床经验，自创验方用于治疗冠心病。

验方1：益心脉颗粒（含红参、桂枝、瓜蒌壳、水蛭、茯苓等）。每次10 g，每日3次，开水冲服。该药已研制成医院中药制剂（经广西壮族自治区药品监督管理局注册）。

验方2：益心通脉饮（含党参、白术、茯苓、瓜蒌壳、竹茹、枳壳、法半夏、橘红、丹参、三七、山楂、甘草）。每日1剂，水煎取150 mL，每次服50 mL，每日3次。现已制成医院常用膏方。

以上2个验方临床用于治疗冠心病心绞痛、急性冠脉综合征及经皮冠状动脉介入治疗（PCI）术后康复已 20 多年，均收到满意的治疗效果。

总之，痰浊与瘀血是中医学中的两大重要致病因素，痰瘀学说是中医病因学理论之一，将这一理论用于冠心病的防治，有利于从理论上进一步深化对冠心病的认识，并指导临床遣方用药，从而进一步提高冠心病的中医药整体防治水平。

六、论五脏虚损与冠心病

冠心病属于中医"胸痹心痛"的病证范畴，其病机多与脏气亏虚、痰瘀痹阻有关，如《金匮要略》胸痹篇所云"夫脉当取太过不及，阳微阴弦，即胸痹而痛，所以然者，责其极虚也"，就指出了本病之病因病机乃"阳微阴弦"。《医宗金鉴》认为"阳微，寸口脉微也，阳得阴脉为阳不及，上焦阳虚也；阴弦，尺中脉弦也，阴得阴脉为阴太过，下焦阴实也。凡阴实之邪，皆得以上乘阳虚之胸，所以病胸痹心痛"，阳微指上焦阳虚，胸为阳位，乃心肺之所居，故阳虚即胸阳不足；阴弦指下焦阴实之邪，包括痰浊、寒凝等，在胸阳不足的基础上，阴邪乘于阳位，二者搏结，痹阻不通，即"胸痹而痛"。可见胸痹心痛之病机以本虚标实为特点，本虚是决定因素，因此说"责其极虚也"。然五脏诸虚皆可为病，故《圣济总录·心痛门》说："中藏既虚，邪气客之，痞而不散，宜通而塞，故为痛也。"以下从五脏虚损受病角度论冠心病之成因。

（一）五脏虚损是内在病理基础

1. 心气虚损，血行涩滞

《素问·藏气法时论》曰："心病者，胸中痛，胁支满，胁下痛，膺背肩甲间痛，两臂内痛……"所论与冠心病的症状颇类似。冠心病属心与血脉之病变，心主血脉，有推动血液运行的作用，而脉为血之经隧。因此，血液能在脉道中正常运行，靠的是心与脉的互相配合，而以心为主导。若心气充足，血液就能在脉道中正常运行，内则荣养五脏六腑，外则濡润四肢百骸；若心气亏虚，血液失却正常的运行，一则脏腑经脉失养，二则血液运行涩滞，痹阻胸阳，瘀滞心脉，皆可致胸痹心痛。故《圣济总录·心痛门》指出："论曰手少阴，心之经也，心为阳中之阳，诸阳之所会合，若诸阳气虚，少阴之经气逆，则阳虚而阴厥，致令心痛，是为厥心痛。"强调了阳气亏损尤其是心阳亏虚、气机逆乱在胸痹心痛发病病因中的重要地位。

2. 肺气虚损，治节不利

肺与心同居胸中，肺主气而司呼吸，朝百脉而主治节，辅心阳以行血脉，全身之血液经百脉而流经于肺。故血液的运行除与心气之推动有关外，也有赖于肺的治节作用，通过肺的呼吸运动调节全身之气机，同时将吸入的自然界之清气与脾胃所化生之水谷精气相结合，生成宗气，贯心脉以推动血液之运行。若肺气充沛，宗气旺盛，则气机调畅，血液运行正常；若肺气亏虚，宗气不足，治节不利，则气失调畅，不能辅心以运血，以致血液瘀滞，痹阻脉络，进而导致胸痹心痛，出现"卧若徒居，心痛间，动作，痛益甚"（《灵枢·厥病》）之肺心痛证候，临床表现为胸膺部疼痛，时作时止，动作尤甚，伴胸闷气短，甚至不能平卧等。

3. 肝气虚损，疏泄不利

《圣济总录·心痛门》有云："论曰肝心痛者，色苍苍如死灰状，不得太息是也……今肝虚受邪，传为心痛，故色苍苍而不泽，拘挛不得太息也。"论述了由肝虚引起心痛的症状，表现为突然发作的胸膺部疼痛和两胁胀满，短气不足以息，或伴心腹胀痛，逆气攻心，面青肢冷等。《黄帝内经太素》亦云："苍苍，青色也，肝病也。不得太息，肝主吸气，今吸气已痛，不得出气太息也。"《奇效良方》中也说："肝心痛者，色苍苍如死状，终日不得太息。"肝属厥阴，性主疏泄，肝之疏泄正常，气机条达，血行流畅，则气血调和，血脉安宁。若情志不舒，肝气郁滞，气血失调，运行不畅，瘀滞脉络，或厥阴虚寒，疏泄不利，气血运行不畅，气机逆乱，亦可使心脉瘀阻，而为胸痹心痛。故《诸病源候论·胸胁痛候》说："胸胁痛者，由胆与肝及肾之支脉虚，为寒气所乘故也。"

4. 脾气虚损，健运失司

《灵枢·厥病》云："厥心痛，痛如以锥针刺其心，心痛甚者，脾心痛也。"《类经》对此注解为"脾之支脉，注入心中。若脾不能运而逆气攻心，其痛必甚，有如锥刺者，是为脾心痛也"。脾心痛以突然发作的心腹刺痛为主要临床表现，其发病多与伤于湿邪或食滞、脾虚不运有关。脾主运化，为气血生化之源。若脾胃强健，运化自如，生化有源，则气血充足，脉道通利，脏腑气机调和。若脾胃虚弱，运化无权，一则气血乏源，脏腑失荣，脉道不利，血行涩滞；二则水湿不运，痰自内生，痰湿壅滞脉道，痹阻心脉，气机逆乱，致胸痹心痛。因此《圣济总录·心痛门》说："今脾虚受病，气上乘心，故其为痛特甚。"

5. 肾气虚损，温煦无权

《圣济总录·心痛门》说："论曰肾心痛者，心痛与背相引，善瘛，如物从后触其心，身伛偻者是也……今肾虚逆气乘心，故其痛与背相引善瘛。如物触其心也。"指出肾心痛以突然发作的胸膺部疼痛和心痛彻背、腰脊伛偻、如物从后触心为特点，其病机与少阴肾经虚寒、逆气攻心、气机逆乱有关。肾主命门，内藏精气，有温煦脏腑、维持人体正常生理功能的作用。若肾阳不足，温煦无力，则心脾诸脏气化失调，津液气血运行不畅，痰浊、瘀血诸邪自生，可致脉道阻遏而为胸痹心痛。若肾阴不足，不能上朝于心，涵养于肝，则心阴亏损，肝阴不足，心之脉络失养，拘挛而痛。所以《素问·藏气法时论》说："肾病者……虚则胸中痛。"

总之，五脏之间，相互联系，互相影响。冠心病虽病位在心，但与肺之治节、肝之疏泄、脾之运化、肾之温煦，无不息息相关。诸脏之虚，皆可累及于心与血脉，使心阳不足，络脉受病，而致胸痹心痛。正如《黄帝八十一难经》所说："其五脏气相干，名厥心痛。"《诸病源候论·心痛病诸候》则进一步指出："诸脏虚受病，气乘于心者，亦令心痛。"说明五脏之气相干，气机逆乱，上犯心之包络，即可导致厥心痛。

（二）痰浊瘀血是重要致病因素

脏气亏虚，气化功能失调，则气血津液失于正常的运行，可停积而为痰为瘀；而痰浊与瘀血一旦产生，又可致伤脏气，两者互为因果。如痰浊内生，久则上犯于胸，可致胸阳痹阻而为胸痹。因此，尤在泾《金匮要略心典》认为"阳痹之处，必有痰浊阻其间耳"。瘀血内停，阻滞脉络，心脉不通，则可成为胸痹心痛的直接原因，正如《素问·痹论》所云："心痹者，脉不通。"而痰与瘀之间，常相互为因，互相转化。痰浊壅滞脉道，气血不能畅行，可致脉络瘀阻；瘀血久积，营卫不清，气血浊败，熏蒸津液，亦能转化为痰浊。可见痰浊与瘀血是引起冠心病的两个重要因素。痰浊与瘀血之形成，虽由脏腑气化失调而致，但与寒邪侵袭、劳逸失当、饮食不节、情志内伤等因素的影响也有一定的关系。如寒邪侵袭，可令气血凝涩，脉络拘急，气机郁滞而作痛。正如《素问·举痛论》所指出的："寒气入经而稽迟，泣而不行……客于脉中则气不通，故卒然而痛。"正是因寒致瘀之机理所在。若劳逸适当，则气血流通，脏腑安和；若过于作劳，可致心气受损，脾运不健，即所谓"劳则气耗"；而贪逸少劳，又可致气血运行不畅，脾气呆滞，湿聚生痰。此外，饮食不节，恣食膏粱肥甘、醇酒厚味，亦可呆胃滞脾，酿湿蒸痰。如《儒门事亲·酒食所伤》中所云："夫膏粱之人……酒食所伤，以致中脘留饮胀闷，痞膈醋心。"心主血脉而舍神，情志内伤，气郁不舒，可使心血运行不畅而心气受损。所以《杂病源流犀烛·心病源流》认为，七情"除喜之气能散外，余皆足令心气郁结而为痛也"。

（三）络脉受邪是主要病变部位

关于冠心病之病变部位，历代医家大多认为心脏不能受邪。如《诸病源候论·心痛病诸候》说："心为诸脏主而藏神，其正经不可伤，伤之而痛，为真心痛，朝发夕死，夕发朝死。"指出心之正经（本脏）不能受邪气所伤，受伤则可发生真心痛，其症状与冠心病心肌梗死类似。又说："心有支别之络脉，其为风冷所乘，不伤于正经者，亦令心痛，则乍间乍甚。"指出心之络脉受邪亦可发生心痛，其症状与冠心病心绞痛相似。《医学入门》则明确提出："厥心痛，因内外邪犯心之胞络，或他脏邪犯心之支脉。"可见冠心病的病变部位除与心之本脏受损有关外，与心之胞络（心包络）和支脉（络脉）受邪也有密切关系。故《医宗必读·心腹诸痛》说："心为君主，然不受邪，受邪则本经自病，名真心痛，必死不治。然经有云，邪在心则病心痛，喜悲，时眩作，此言胞络受邪，在府不在脏也。又云手少阴之脉动，则病嗌干，心痛，渴而欲饮，此言别络受邪，在络不在经也。"所谓"在府不在脏"，即指心包络受邪。心包络属六腑之一，故曰邪"在府不在脏"。而"在络不在经"，是指心之别络受邪。心有经脉、络脉之分，故曰邪"在络不在经"。这些论述与心脏之冠状动脉及其分支血管的病变颇为类似，所以络脉受邪当为冠心病之主要病变部位。

（四）小结

如前所述，冠心病是以脏气内虚为内在病理基础的。五脏亏虚，气化无力，津液与血失于调和，津液凝聚而成痰，血行涩滞而成瘀，可形成痰浊、瘀血等病理产物；而痰浊壅滞，瘀血内停，又可使心之络脉痹阻，进而导致冠心病的发生与发展。因虚致实，因实致虚，虚实互为因果，构成了冠心病本虚标实、虚实夹杂的病理过程。本虚为脏气亏虚，因其病在心，故以心之阳气亏虚为根本；标实为痰浊、瘀血，或以痰为主，或痰瘀互结，或以瘀血为主，可反映于不同的病理阶段。而寒邪侵袭、劳逸失当、饮食不节、情志内伤，则多为其诱发因素。故笔者认为，冠心病的病因病机可概括为"脏气虚于内，痰瘀痹于中"。至于治疗，当审证求因，标本兼治，通补并筹。本虚当益气通阳，依从《金匮要略》"通阳"之法，以复脏腑气化之功能；标实当化痰逐瘀，以通络脉之邪，邪去则正安，使脏腑气机调和，病自康复。

七、论大气下陷与心力衰竭

心力衰竭，又称心功能不全，是指任何结构性或功能性心脏疾病导致心室充盈和射血功能受损而引起的一组临床综合征，临床上大多表现出呼吸困难、心悸、浮肿、尿少及肝脏肿大等症状和体征，属于中医"心衰病"之范畴。中医认为该病多由心之阳气亏损，气血、津液运行失调所致，与张锡纯所论"大气下陷"关系甚为密切，兹就大气下陷与心力衰竭的关系进行论述。

（一）大气的含义及其作用

所谓大气，乃胸中之气，也有内气、气海、宗气之说。如张锡纯《医学衷中参西录》所云"大气者，充满胸中，以司肺呼吸之气也"，指出了大气是位于胸中之气。又云"此气有发生之处，有培养之处，有积贮之处"。所谓发生之处，张锡纯认为其气萌发于肾之命门，徐徐上达，"乃乾元资始之气，《黄帝内经》所谓'少火生气'也"。培养之处，乃后天脾胃之中，所化水谷之精气。积贮之处，乃膺胸空旷之府。大气"以元气为根本，以水谷之气为养料，以胸中之地为宅窟者也"。至于胸中之气独名大气，是因为它能支撑全身，为诸气之纲领，司呼吸之枢机，包举肺外（即包括肺外交换之气）。张锡纯还认为气有内外之分，指出"夫大气者，内气也；呼吸之气，外气也"，所以大气也谓之内气。

气海是指大气积于胸中。《灵枢·五味》曰："谷始入于胃，其精微者，先出于胃之两焦，以溉五脏，别出两行，营卫之道。其大气之抟而不行者，积于胸中，命曰气海，出于肺，循咽喉，故呼则出，吸则入。"可见气海乃因大气聚积于胸中而得名，大气通过肺与咽喉出入。

宗气即胸中大气。如《灵枢·邪客》所说："宗气积于胸中，出于喉咙。"《素问·平人气象论》也说："胃之大络，名曰虚里，出于左乳下，其动应衣，脉宗气也。"即阳明胃经的一支别络，贯膈络肺，注入心中，出于左乳下心尖搏动处，名曰虚里，是候宗气之处。并指出"乳之下，其动应衣，宗气泄也"。"其动应衣"，是因心尖搏动增强呈抬举样，诊察时可见患者心前区衣服的跳动，这是宗气外泄，即心脏代偿性增大、心功能不全的表现。

关于大气的作用，张锡纯认为"盖人之胸中大气，实司肺脏之呼吸"，并进一步指出："胸中大气……出于肺循喉咽，呼则出，吸则入者，盖谓大气能鼓动肺脏使之呼吸，而肺中之气，遂因之出入也。"也就是说大气有主持肺之呼吸的作用，肺气之出入与大气之鼓动有关。此之谓大气，实指肺之循环功能。肺是气体出入交换之场所，肺循环是呼吸的动力，亦有所谓"肺朝百脉而主治节"之功能。而关于宗气的作用，《灵枢·客邪》中曰："以贯心脉，而行呼吸焉。"就是说宗气有贯通心脉以行呼吸之作用，与气血之运行有关。可见宗气不但为诸气之总纲，也为周身血脉之纲领。

胸中乃心与肺所居之处，心主血脉，肺主治节而司呼吸，气血的调节与心肺两脏息息相关，所以大气应包含了心肺两脏的功能。现代医学认为，人体的血液循环有体循环（大循环）和肺循环（小循环）之分，心脏左、右心室收缩将含有氧气和营养物质的血液送入主动脉和肺动脉，经大、小动脉分别送至全身各部毛细血管，进行物质交换和气体交换，并通过动、静脉血的交换，回流至心脏左、右心房，再由左、右心房送至左、右心室，如此循环。体循环和肺循环是通过心脏连接在一起的，在血液循环过程中，主要依靠心与肺之配合，而心脏的泵血功能尤为重要。由此可见，大气应该指的是心脏之泵血功能。

（二）大气下陷之病因病机

大气下陷是指大气虚极而下陷。引起大气下陷的原因很多，张锡纯认为"多得之力小任重，或枵腹力作，或病后气力未复，勤于动作，或因泄泻日久，或服破气药太过，或气分虚极自下陷"。现代医学认为，心力衰竭的发生可由多种原因引起，如长期过度劳累、饮食不当（如钠盐摄入过多）、病后体虚复加劳累、久病体虚日甚使心脏负荷过重等，可见张锡纯对大气下陷的病因分析与现代医学对心力衰竭的病因认识是颇相吻合的。至于其病机，张锡纯提出"人觉有呼吸之外气与内气不相接续者，即大气虚而欲陷，不能紧紧包举肺外也"，认为大气下陷，肺之呼吸功能失职，不能"包举肺外"，以至内外之气不相顺接是其主要病机。而喻嘉言《医门法律·大气论》曰："五脏六腑，大经小络，昼夜循环不息，必赖胸中大气，斡旋其间。"指出气血津液之运行，与大气的作用密切相关。若大气下陷，"斡旋"失职，必致气、血、津液运行障碍，这与现代医学对心力衰竭机制的认识是相一致的。当心力衰竭发生时，心脏的泵血功能难以正常维持，就会出现循环功能障碍，进而影响呼吸功能，以致人呼吸困难，不能平卧，甚至呼吸衰竭，出现呼吸喘促、胸闷怔忡等大气下陷之症状，即张锡纯所谓"气短不足以息，或努力呼吸，有似乎喘；或气息将停，危在顷刻"。

（三）大气下陷与心力衰竭的治疗

张锡纯自创升陷汤、回阳升陷汤、理郁升陷汤和醒脾升陷汤4个方子治疗大气下陷，尤其是升陷汤和回阳升陷汤，对心力衰竭尤为适宜。升陷汤主要用于"治胸中大气下陷，气短不足以息，或努力呼吸，有似乎喘；或气息将停，危在顷刻。其兼证，或寒热往来，或咽干作渴，或满闷怔忡，或神昏健忘"。该方由生黄芪、知母、柴胡、桔梗、升麻5味药物组成。以黄芪补气升阳为主药；柴胡与升麻辅黄芪以升阳举陷，为辅药，张锡纯认为柴胡"引大气之陷者自左上升"，升麻"引大气之陷者自右上升"；知母清热，以之凉润以济黄芪之性温，为佐药；桔梗载药上达于胸中，为使药。诸药配伍，共奏补气、升阳、举陷之功。回阳升陷汤"治心肺阳虚，大气又下陷者。其人心冷，背紧，恶寒，常觉短气"。该方由生黄芪、干姜、当归、桂枝尖、甘草组成。以黄芪补气升阳为主药；干姜、桂枝温肺通阳，以助心肺，为辅药；当归养血活血，合黄芪可助补气升阳之力（血为气之母），为佐药；甘草甘缓和中，为使药。诸药配伍，共奏补气升陷、温通回阳之功。对于心力衰竭的治疗，现大多从温补心肾阳气着手，张锡纯不从温阳着手以大辛大热之药治疗，而从补气升阳着手，认为"心肺之阳，尤赖胸中大气，为之保护。大气一陷，则心肺阳分素虚者，至此而益虚，欲助心肺之阳，不知升下陷之大气，虽日服热药无功也"，为心力衰竭的治疗开创了一条新的途径，确实值得借鉴。

曹洪欣教授曾治疗一名扩张型心肌病并发心力衰竭患者，症见心悸，气短，时有夜间憋醒，语声低微，晨起面虚浮，偶有心前痛，下肢浮肿，便溏，口唇发绀。心脏彩超示全心扩大，二尖瓣、三尖瓣反流，心包积液，心脏收缩功能减低。舌紫暗，苔白，脉沉滑时促。辨证为"大气下陷"证，投以升陷汤加减。处方：人参 10 g，黄芪 30 g，麦冬 15 g，桔梗 10 g，升麻 10 g，柴胡 15 g，黄连 5 g，清半夏 10 g，瓜蒌 15 g，薤白 15 g，茯苓 15 g，赤芍 15 g，生龙骨、生牡蛎各 30 g，甘草 10 g。水煎服，每日 1 剂，分 2 次服。服 7 剂后心悸、气短、夜间憋醒、晨起面虚浮等症状均明显好转，言语有力，偶有心前区痛，改为生脉散加小陷胸汤加减，守方继服 14 剂，诸症明显好转。共服药 300 余剂，停用所有西药，随访 2 年未复发。刘玉洁教授治疗一名慢性心力衰竭患者，因胸闷，气喘，反复发作半年，加重 10 天而来诊。既往有心肌梗死病史，诉胸闷，气喘，声低息促，心中悸动，少气懒言，偶有夜间不能平卧，食欲不振，大便不畅，舌尖略红，苔薄白，脉细弱。中医诊断为胸痹（宗气不足，大气下陷型）。治宜益气升提举陷。方用升陷汤加味：黄芪 40 g，知母 10 g，柴胡 6 g，桔梗 10 g，升麻 6 g，党参 30 g，山茱萸 30 g，当归 10 g，桂圆肉 10 g。每日 1 剂，水煎，分 2 次服。连服 7 剂，患者胸闷、气喘明显好转，夜间可平卧入睡。守方服药 2 个月，患者诸症悉平，随访半年，病情稳定。

总之，张锡纯的"大气下陷"论是对心血管疾病的一种病机认识，与现代医学对血液循环中心脏泵血功能衰竭的认识是极其相似的，可认为是中医"心衰病"之主要病机之一。所创的升陷汤、回阳升陷汤等方剂，灵活运用于治疗，随证加减，往往可取得较好的临床疗效，为中医药防治心力衰竭提供了很好的思路，值得进一步研究。

八、浅论冠心病介入治疗术后的中医辨治问题

经皮冠状动脉介入治疗（percutaneous coronary intervention，PCI）是目前心血管疾病领域广泛采用的一项行之有效的治疗方法，尤其是对于急性心肌梗死的患者，能及时打通梗死相关动脉，建立血运重构，迅速改善心肌缺血缺氧状况，恢复患者健康。但有文献报道，罪犯血管在直接进行 PCI 后无复流、慢血流现象可达 10% ～ 30%，对血运重建后的左室重构与心脏恶性事件的发生将会带来较大的影响。另外，PCI 术后患者的远期预后如何，仍需要足够的循证医学证据加以阐释，这些问题均有待进一步研究。

（一）术后并发症问题

在心肌再灌注过程中的无复流、慢血流现象是 PCI 治疗中最常见的并发症之一，尤其在急性心肌梗死急诊 PCI 中更为常见，可高达 30%。其发生除与血管痉挛、炎症、血管内皮细胞损伤有关外，与冠脉血栓残留、微循环障碍也有直接的关系。PCI 术中因金属支架对血管的机械性损伤，可损伤血管内膜，造成血管内皮细胞的损伤与脱落及血小板的黏附与聚集，引起微血栓的形成。动脉粥样斑块的脱落，也可能使微血管堵塞，从而出现无复流、慢血流现象。中医认为，"气伤痛，形伤肿"。尽管 PCI 术后，冠脉血运重建，血流再通，可暂时缓解心肌缺血缺氧的病理状态，改善临床症状，但机械引起的血管内膜损伤，可导致气机郁滞不通（气伤痛）。血管乃有形之物，形伤则血稽留不化，内皮细胞损伤肿胀（形伤肿），血小板黏附力和聚集性增强，则会导致瘀血内阻，血脉不通而再次发病，即所谓"宿瘀未尽，新瘀又生"。因此，血瘀是贯穿于 PCI 术后的一个主要病理过程。我们曾对 50 例急性心肌梗死急诊 PCI 患者采用中药干预，术前 30 分钟给予口服中药安心颗粒（成分含人参、桂枝、瓜蒌、水蛭、茯苓等）4.4 g（含生药 5 g/g），观察该药对 PCI 术后微血栓的影响，发现该药可抑制微血栓形成，改善冠脉微循环，术后无 1 例患者有无复流、慢血流并发症。给予每

次 4.4 g，每日 2 次口服，配合西药抗血小板药和抗凝药服用，随访半年，患者生活质量明显提高，且未见再发病例。

（二）术后中医辨证标准化问题

目前大多数学者认为，PCI 术后并发症多属本虚标实证，本虚主要为气虚、气阴两虚；标实主要为瘀血、痰浊，且多相互兼杂出现。如邓铁涛教授认为，正气不足，气血失调，痰浊、瘀血内生，可使脉络再次闭塞，故气虚痰瘀型是 PCI 术后的一个主要证型。王师菡等对 5 家医院 143 例 PCI 术后患者进行中医证候要素分析，发现各证候要素所占比例大小依次为血瘀、气虚、阴虚、痰浊、阳虚、热蕴。笔者曾对 60 例冠心病患者 PCI 术后（1～3天）的中医证候进行前瞻性临床调查，其结果大致可分为如下几种情况：一是无证可辨，部分 PCI 术后患者因为冠脉血流再通，胸痛、胸闷等心肌缺血症状很快消失，没有任何自觉不适症状，只能从舌象、脉象去判断其证之属虚属实；二是胸痛、胸闷等症状仍存在，此类患者数量约占一半，但大多程度都比较轻；三是伴随症不多，如心悸、头晕、气短、乏力、汗多等，少的只有一二种症状，多的也只有三四种症状。其中，有证可辨者，各个证候要素出现频率由高到低依次为气虚、血瘀、阴虚、痰浊、痰瘀，且多呈现虚实兼夹复合型证候（占 80%）。鉴于这一情况，PCI 术后的中医辨证尤其是证候要素的标准化问题仍有待研究。笔者认为，由于地域不同和个体化差异的客观存在，加上辨证过程存在较强的主观性，要完全统一证候要素的辨证标准尚有一定困难。我们曾结合临床进行探索，对 PCI 术后中医证候要素的辨证采用单一证候要素和复合证候要素相结合的方法建立标准。首先是确立单一证候要素的辨证标准，将 PCI 术后中医证候分为气虚、阳虚、阴虚、脾虚、肾虚、血瘀、痰浊、郁热等 8 个要素，根据其主证和舌象、脉象，按该证型具备 3 项（或 3 项以上）主证 + 舌象，参考脉象，作出诊断。复合证型采用组合或叠加方式，在单一证候基础上，按该证型具备 2 项（或 2 项以上）主证 + 舌象，参考脉象，作出诊断。例如，气虚证标准按主证为心悸、气短、自汗、神疲、乏力（≥ 3 项），舌淡或边有齿痕，脉细弱。

阴虚证标准按主证为头晕、心烦、少寐、盗汗（≥3项），舌红，苔少或剥脱苔，脉细或细数。气阴两虚证标准按气虚证和阴虚证主证各具备2项以上（含2项）＋舌象，参考脉象，即可诊断。其余各证依此类推。这样既有利于建立统一的行业标准，也有利于中医临床诊疗路径的实施与推广。

（三）术后远期预后问题

冠心病是由于血脂代谢异常，脂质沉着于冠状动脉血管内膜，造成动脉粥样硬化病变，以致冠状动脉管腔狭窄甚至闭塞，心肌缺血缺氧而形成的。动脉粥样硬化是冠状动脉血管病变的基础，属于整体冠状动脉血管的病变，只是各部位冠状动脉血管的病变程度、病变范围有所不同。有的冠状动脉血管腔狭窄程度只有30%或50%；而有的已达到75%或90%，甚至完全闭塞；有的冠状动脉只是单支血管狭窄，有的则是多支血管狭窄。因此，PCI术后的远期预后取决于其冠状动脉血管病变的范围与程度。病变范围大、程度重，则预后差；反之则预后较好。基于这一情况，笔者认为，PCI术后的远期预后关键在于对整体血管的管理，包括抗凝药、抗血小板药和稳定斑块药物的合理应用。中医强调瘥后防复，可根据"心主血""脉舍神"和"脉以通为用"的理论，以益气养心、活血通脉法为调养善后的主要治法。视患者病情，酌用人参、黄芪、玉竹、麦冬、五味子、酸枣仁、桂枝、山萸肉、瓜蒌壳、茯苓、三七、丹参、红花、山楂、当归、淫羊藿等中药配伍。除药物康复法外，培养良好的生活方式，如戒烟少酒、清淡饮食、保持乐观、坚持运动等，也可从根本上改善PCI术后患者的远期预后。

九、冠心病中医康复治疗理论与方法初探

冠心病即冠状动脉性心脏病，是一种冠状动脉粥样硬化或动力性血管痉挛导致冠状动脉管腔狭窄或阻塞从而引起心肌缺血缺氧（心绞痛）或心

肌坏死（心肌梗死）的心脏病，亦称缺血性心脏病。心绞痛临床表现多为胸骨后（膻中）的压榨感、闷胀感，可波及心前区，可伴有明显的焦虑，持续3～5分钟，常放射到背部、左肩、左臂内侧达无名指和小指，或至颈、咽、下颌部，也可放射到右臂。若疼痛持续时间在30分钟或以上，甚至持续数小时，且疼痛较剧烈，休息或含服硝酸甘油不能缓解，则多为心肌梗死。该病属于中医"胸痹心痛"病证范畴，从其疼痛特点及放射部位看，与手少阴心经、手太阳小肠经之经脉循行路线甚为相似，属于心经之病变。笔者根据中医有关文献，就冠心病的中医康复治疗理论进行论述。

（一）冠心病的中医病名溯源

中医古籍上虽无"冠心病"这一病名，但早在《黄帝内经》中就已有"心病""厥心痛""真心痛"及"心痹"等病名记载。如《素问·藏气法时论》中的"心病者，胸中痛，胁支满，胁下痛，膺背肩甲间痛，两臂内痛"和《灵枢·厥病》中的"厥心痛，与背相控，善瘈，如从后触其心，伛偻者，肾心痛也……"，所描述的症状与冠心病心绞痛及其放射部位均很类似。《灵枢·厥病》中还有"真心痛，手足清至节，心痛甚，旦发夕死，夕发旦死"之论述，可知真心痛是一种疼痛更为严重且预后更差的心痛，类似于冠心病心肌梗死。《素问·痹论》中有"心痹者……烦则心下鼓，暴上气而喘"之记载，其所描述的烦躁不安、心中悸动、呼吸喘促等症状，也类似于冠心病并发严重心功能不全时的临床表现。继《黄帝内经》之后，张仲景在《金匮要略》胸痹篇中对此立专篇讨论，并有"胸痹之病，喘息咳唾，胸背痛，短气"和"胸痹不得卧，心痛彻背者，栝蒌薤白半夏汤主之"等记载，较全面地论述了胸痹心痛之病名、病因病机、症状表现及治法方药，进一步发展了《黄帝内经》的理论，为后人研究冠心病奠定了理论基础。

（二）冠心病的中医病因病机

1. 寒邪侵袭

寒邪有内外之分。寒邪外袭，痹阻胸阳，或脏虚内寒，寒气乘心，凝滞心脉，可致心络挛缩，而病胸痹心痛。如《素问·至真要大论》中所云："寒气大来，……心病生焉。"《素问·举痛论》则进一步指出："寒气入经而稽迟，泣而不行，客于脉外则血少，客于脉中则气不通，故卒然而痛。"又说"寒气客于脉外则脉寒，脉寒则缩踡，缩踡则脉绌急，绌急则外引小络，故卒然而痛"，详细诠释了寒凝心痛的缘由。

2. 饮食不节

恣食肥甘厚味，或饮酒无度，或味过于咸，损及五脏。肥甘厚味，呆胃滞脾，饮酒无度，戕伐胃气，脾胃失调，运化失司，湿聚痰生，痰浊上犯，痹阻胸阳，侵淫心脉而致胸痹心痛。如《儒门事亲·酒食所伤》所云："夫膏粱之人……酒食所伤，以致中脘留饮胀闷，痞膈醋心。"味过于咸，心气受抑，血脉凝涩，肾阴亏损，心肾不交，心脉瘀滞，亦可致胸痹心痛。故《素问·生气通天论》中有"味过于咸，大骨气劳，短肌，心气抑"之记载。

3. 情志失调

精神抑郁，情志不舒，情郁伤肝，气失条达，疏泄不利，损及于心，气血运行不畅，痹阻心脉，可致胸痹心痛。故《素问·四气调神大论》有云："夏三月……使志无怒……逆之则伤心。"《素问·血气形志》亦云："形乐志苦，病生于脉。"指出愤怒、郁闷等情志变化，可伤及心与脉而为病。故《杂病源流犀烛·心病源流》认为七情"除喜之气能散外，余皆足令心气郁结而为痛也"。

4. 年老体弱

年过半百，形气渐衰，脏气虚损，穷必及肾。肾阴不足，水不济火，心脉失养，血行不利；肾阳亏虚，阳失温煦，心阳不足，血行不畅，皆可致胸痹心痛。如《灵枢·天年》所云："六十岁，心气始衰，苦忧悲，血气懈惰。"《灵枢·经脉》《素问·藏气法时论》也有"手少阴气绝，则脉不通；脉不通，则血不流"和"肾病者……虚则胸中痛"的记载，指出心肾脏气虚衰，气血不畅，心脉痹阻不通，也可致胸痹心痛。

综合言之，胸痹心痛与寒邪、饮食不节、情志失调及年老体弱等因素有关，其病非一日所得，而是日久积渐而成，乃沉痼之疾。其病位虽在于心，但与肺、肝、脾、肾四脏相关，所谓"五脏之滞，皆为心痛"。至于其病机，乃由脏气内虚，气化功能失调，气血津液运行不畅，痰浊、瘀血内生，痹阻胸阳，涩滞心脉而成，即所谓"脏气虚于内、痰瘀痹于中"，属本虚标实之证。

（三）冠心病的中医康复治疗

1. 药物康复治疗

疾病是人体阴阳平衡失调、偏胜偏衰的一种病理反映。故《素问·至真要大论》强调"谨察阴阳所在而调之，以平为期"，就是说要调整阴阳，补其不足，泻其有余，恢复阴阳的相对平衡，这是中医药物康复治疗的一个重要原则。但药性有寒热温凉、升降沉浮、有毒无毒、毒大毒小之不同，而人有性别、年龄、体质强弱之差异，诚如《素问·五常政大论》所云："大毒治病，十去其六；常毒治病，十去其七；小毒治病，十去其八；无毒治病，十去其九。"故药物康复，实乃权宜之计，并非长久之计。以下根据冠心病的病因病机，审因论治，结合笔者的临床实践和用药习惯，谈谈中医药物康复治疗中的几个治则问题。

（1）益气通阳法。冠心病属心与血脉之病变，心为阳中之阳，《金匮要略》指出"阳微"与"极虚"为本，阴寒、痰浊为标，故以通阳为治疗大法，为后世治疗冠心病奠定了基础。但通阳有赖益气，益气可助通阳，益气通阳可增强心之功能以复五脏之气化。故益气通阳法当为治本之要法。益气药有人参、西洋参、党参、黄芪之属；通阳药有桂枝、薤白、生姜之属。临床常用两类药物配伍，如桂枝加人参汤。

（2）益气养阴法。心有心阴、心阳之分。心阴有赖于肾中之真阴以滋养，肾阴亏虚，水不济火，一则心火独亢，心神受扰而病心悸不寐；二则阴亏血少，血行涩滞，心络瘀阻而病心痛。故益气养阴亦为通用治法。临床常用人参、西洋参、太子参、党参、麦冬、五味子、黄精、玉竹等药物配伍，如生脉散。

（3）痰瘀同治法。痰浊与瘀血，既是五脏气化功能失调的病理产物，又是引起冠心病的重要因素，痰瘀互结，贯穿于疾病的发生发展过程之始终。《素问·痹论》中所云"心痹者，脉不通"奠定了"瘀血"致病的理论基础。张仲景《金匮要略》中的"阳微阴弦"，奠定了冠心病本虚标实的病性理论，本虚责之脏气不足，标实责之痰浊、阴寒等阴凝之邪，而"脉不通"是冠心病终末的病理基础，故化痰逐瘀、痰瘀同治法也是冠心病康复治疗中的常法之一。临床常用化痰祛瘀药由瓜蒌、法半夏、陈皮、茯苓、丹参、郁金、三七、水蛭、桃仁、红花、川芎、当归、泽兰、山楂、延胡索、冰片等药物配伍，如瓜蒌薤白半夏汤合丹参饮、瓜蒌薤白白酒汤合血府逐瘀汤等。

2.非药物康复治疗

（1）御寒。"天人合一"是中医治学思想的特色点之一，强调人与自然的统一。自然界有春、夏、秋、冬四季之更替，春温、夏热、秋凉、冬寒四时的变化，寒温不时，非时之气，间而有之。而心脏疾病对四季气候的变化极为敏感，故《素问·藏气法时论》曰："病在心，愈在长夏，长夏不愈，甚于冬，冬不死，持于春，起于夏。"指出了心脏疾病与四时气候的关系，夏属火，长夏属土，火生土，故遇所生之时病愈；而冬属水，水克火，故遇所不胜之时病重。对患有心脏疾病者的预后，《素问·藏气法时论》也有"心病者，日中慧，夜半甚，平旦静"之说。心居阳位，日中阳气盛，故心脏疾病患者精神清爽；夜半阴盛阳衰，故心脏疾病患者病情加重；平旦为阴尽阳至，故心脏疾病患者较安静。因此，心脏疾病患者对外界环境之"虚邪贼风"，要"避之有时"，起居有常，以"适寒温"，主动适应外界环境和四季气候的变化，慎衣着以防寒保暖，才能有利于疾病的康复。

（2）调神。心藏神，主血脉，脉舍神。神乃精神、情志活动之体现，心与脉之病变，可通过神反映出来。《素问·调经论》中的"神有余则笑不休，神不足则悲"及《素问·阴阳应象大论》中的"在体为脉，在脏为心……在声为笑，在变动为忧……在志为喜"等记载，均说明人的精神、情志活动与冠心病的关系极为密切。因此，调摄精神，也是冠心病康复治疗的一种有效方法。应重视对患者的身心疗法，让患者学会心理上的自我调节，戒愤怒，远抑郁，保持心情舒畅、乐观向上的心态，使脏气调和，气血流畅，则病自康复，诚如《素问·举痛论》中所云："喜则气和志达，营卫通利。"

（3）节食。包括节制饮食和调节饮食。节制即有度，宜定时定量，七分饱即可，不宜过饱过咸。如《素问·五常政大论》所说"谷肉果菜，食养尽之。无使过之，伤其正也"，《素问·五脏生成》也说"多食咸，则脉凝泣而变色"。调节即调节饮食结构，合理膳食。《灵枢·五味》有"心病者，宜食麦羊肉杏薤"之记载，指出患有心脏疾病之人，宜食小麦、羊肉、杏仁、薤白之类食物，因其味苦入心，故宜之。现代研究认为，冠心病患者适宜选择的食物包括：①含纤维素较多的碳水化合物（如粳米、小米、玉米）、豆类及大豆制品；②富含维生素C和维生素B的新鲜蔬菜和水果（如小白菜、油菜、西红柿、大枣、橘子、柠檬）；③含维生素E较多的食物（如酸奶、鸡蛋清、鱼）及高蛋白低脂肪食物（如瘦猪肉、牛肉）；④有降脂作用的食物（如鲜蘑菇、韭菜、芹菜、茄子、黑木耳、核桃仁）及一些菌藻类食物。冠心病患者宜少吃或不吃的食物包括：①脂肪含量较高的食物（如肥肉）；②胆固醇含量较高的食物（如动物内脏、猪皮、蟹黄、全脂奶类、腊肉、螺、鱿鱼）；③含糖量高和热量高的食物（如冰激淋、巧克力、奶油、蔗糖、蜂蜜等）；④刺激性食物（如辣椒、胡椒、芥末、白酒、浓茶等）。

（4）运动。运动疗法是冠心病康复治疗的一个重要途径，适度间断的有氧运动，有助于锻炼心肺器官的功能，促进血液循环，将沉积在血管壁上的胆固醇转运出去，降低动脉粥样硬化的程度，提高心脏的应变能力，减小心源性猝死的发生概率，进而提高冠心病患者的生活质量。运动疗法通常有太极拳、八锻锦、五禽戏、散步、慢跑、游泳和骑自行车等。运动方式因人而异，患者宜选择一种或两种适合自己的运动方式。运动时间一般宜在早上或晚上，最好选在空气新鲜、环境清静的地方。运动宜从小运动量开始，以缓、慢、柔为原则，逐渐增加运动量。每日坚持半小时至1小时，以无身体不适为度。运动疗法适合于隐匿型冠心病、稳定型冠心病、心肌梗死后四周、PCI术后2周的患者。

总之，冠心病的中医康复治疗包括药物康复治疗和非药物康复治疗，前者是治"已病"，重点在于疗病；而后者是治"未病"，重点在于瘥后防复。尤其是后者，它包括了环境康复、饮食康复、身心康复和运动康复等多个方面，是中医优势之所在。因此，科学合理地安排和指导冠心病患者进行中医康复治疗，对促进患者的康复，提高冠心病的整体防治水平，均具有重要的临床指导意义。

十、浅议高血压的中西医防治

高血压是以体循环动脉压持续增高为主要临床特征的一种心血管综合征，也是最常见的慢性疾病之一。2018 年的统计数据显示，我国成人高血压患病率为 23.2%，约有 2.45 亿高血压患者，是全球高血压发病率较高的一个国家。《中国高血压防治指南》（以下简称《指南》）于 1999 年发布后，又于 2005 年、2010 年、2018 年反复修订 3 次，对高血压的防治起到了重要的指导作用。然而，高血压诊治的"三低"（知晓率低、治疗率低、控制率低）现象仍较严重，高血压防治面临的形势仍十分严峻。因此，如何进一步提高高血压的防治效果，是值得我们思考的一个问题。

（一）高血压的西医发病机理

高血压是一种多因性疾病，其发病多与遗传、年龄、职业、饮食、环境等因素有关。其机制较为复杂，目前认为主要与肾素 - 血管紧张素 - 醛固酮系统（RAAS）或交感神经系统过度激活、内皮功能损伤等血压调节机制失常情况有关。肾素可作用于肝脏合成的血管紧张素原，使之变成血管紧张素Ⅰ，血管紧张素Ⅰ在血管紧张素酶的作用下，转变为血管紧张素Ⅱ而引起血管收缩；同时可以刺激肾上腺皮质球状带分泌醛固酮，促使水钠潴留，刺激交感神经节，增加去甲肾上腺素的分泌，使血压升高。交感神经兴奋，活动增强，舒血管中枢传出以收缩血管的冲动占优势，可促使小动脉收缩，周围血管阻力增加，血压升高。高血压会导致内皮细胞损伤和内皮功能紊乱，当内皮功能紊乱发生时，血管舒张因子 NO 分泌减少，而血管收缩因子 ET 分泌增加，使外周血管收缩增强，外周阻力明显增加，并且 ET 等血管收缩因子还具有促进平滑肌细胞增殖的作用，导致血管壁增厚和血管结构重塑，动脉弹性下降，加重外周阻力升高，促进高血压及其并发症的发生发展。近年的研究表明，高胰岛素血症、高同型半胱氨酸血症等危险因素也可通过影响血管壁，促进动脉粥样硬化形成，使内皮细胞损伤，导致内皮功能障碍，从而引起高血压。

（二）高血压的中医病因病机

中医认为，高血压的发病原因主要以肝肾内伤虚损为主，多与情志失调、饮食不节、劳逸过度、妇女冲任失调等因素有关。其病机目前有肝肾阴阳失调说、痰瘀毒损心络说、气血逆乱病本说、瘀血阻络致病说、火热内生致病说等几种学说。肝肾阴阳失调说认为，肝主藏血，肾主藏精，肝肾同源，肝肾精血相互滋生，则阴阳升降有序，气血冲和，血压得以维持正常；若失于调摄，可导致机体阴阳平衡失调，肾阴亏损，水不涵木，肝阳偏亢，上扰清窍，即可形成眩晕、头痛（高血压）。痰瘀毒损心络说认为，情志不遂，气滞血瘀，或饮食伤脾，津停痰聚，血瘀痰凝壅阻络道，则蕴蒸化毒，损伤心络。该学说还认为，痰瘀之毒，包括西医学的胰岛素抵抗、凝血及纤溶产物、炎性介质、细胞因子及血管紧张素等，损伤络脉，则可见血管重构、内膜增厚及斑块形成等。气血逆乱病本说认为，高血压发展到一定程度，皆以肝肾阴阳失调、气血逆乱为病变之根本。根据中医气血理论，正常的气血升降运动可调节气血，以濡养脏腑、经络、四肢百骸，保证人体的生命活动。所以，气血升降运行的异常或障碍，是高血压的基本病理改变。当气血保持一定动态平衡，称为"气血冲和"；若气血动态平衡受到破坏，则出现相应的病理变化，称为"气血失和"；若阴阳失调，阳盛于上，阴虚于下，气血郁滞，就会造成气血逆乱的病理现象。这一病理改变，符合中医所说"初病在经，久病入络"的理论。瘀血阻络致病说认为，高血压可由情志失调、肝失条达、气滞血瘀、瘀血攻心、清窍受扰而作，故有"血瘀致眩"之说。高血压是终身性疾病，久病入络可引起血瘀。故瘀血阻络、脉气失和也是高血压的重要病理基础之一。火热内生致病说认为，火热内扰、机能亢奋的病理状态是由于阳盛有余，或阴虚阳亢，或气血瘀滞，或病邪郁结而产生的。其病机为风、火皆属阳，阳主乎动，两动相搏，内扰清窍，即可为病，此即"风火致眩"之谓。

总之，高血压是情志内伤、饮食不节、劳逸虚损、冲任失调等因素导致人体脏腑功能、阴阳气血失调，痰瘀交阻，风阳（火）内动而作。其病变部位在肝肾，与心脾有关。早期多以实证为主，中期则虚实并见，晚期以虚证为主。若病情进一步发展，痰瘀内闭，痹阻胸阳，心脉瘀滞，可并发心痛（冠心病）；若肝阳化风，挟痰挟火，横窜经络，上蒙清窍，常可并发中风（脑卒中）。

（三）高血压的中医防治

对于高血压的防治，笔者认为，西医降压药物即时效应明显，作用机制清楚，但需要长期服用，易产生耐药性，且副作用较多。另外，血压存在变异性，即使服药有时仍不太稳定，易给患者造成心理和生理上的负面影响。中医以整体调治为主，改善症状和生活质量见长，与降压西药联用，可协同增效，且副作用少。单用中药降压，也有降压作用，但即时降压效果不甚明显。所以，西医应按照《指南》，在规范西药治疗基础上，结合个体化治疗的特点（个体差异原因），合理应用各类药物进行治疗，探索最优药物配伍规律。中医应按辨证论治原则，规范中医辨证标准和治疗标准。笔者临床上常将高血压的辨证治疗分为以下6种证型：①风阳上扰证（分肝阳上亢和阴虚阳亢2个亚型），治宜平肝潜阳、清火熄风，方用天麻钩藤饮或镇肝熄风汤加减；②痰浊中阻证（分痰湿内阻和痰热内蕴2个亚型），治宜化痰熄风，和胃降浊，痰湿内阻用半夏白术天麻汤加减，痰热内蕴用黄连温胆汤加减；③肾阴亏虚证，治宜滋养肝肾，方用六味地黄汤或杞菊地黄汤加减；④瘀血内阻证，治宜活血化瘀，方用血府逐瘀汤加减；⑤气血亏虚证，治宜补益气血，调养心脾，方用归脾汤加减；⑥冲任失调证，治宜调摄冲任，方用二仙汤加减。如能将中医、西医二者结合起来，扬长避短，建立有效的防治高血压的综合方案，则有望提高高血压防治的整体水平，这方面值得我们进一步深入研究。

此外，要重视非药物疗法，《指南》（2010年版）已开始重视改善生活方式，如调节饮食、控制体重、调摄情志、坚持运动等。改善生活方式和个人行为方式从某种意义上说，比单纯药物干预更为重要，这是强化高血压防治效果的一个不可或缺的途径，应将之一并列入综合防治方案中。

目前，国内外对高血压的防治重心已经前移到社区，开始重视社区干预的作用，包括高血压防治的宣教，高血压药物治疗的指导、监控与管理等，这也许将成为从根本上解决"三低"问题、提高高血压防治效果的一个有效战略举措。

十一、浅谈高血压中医病证研究

高血压中医病证研究一直在持续发展，并通过中华中医药学会的努力形成了《高血压中医临床诊疗指南》，对进一步规范高血压的中医辨证治疗起到了很好的指导作用。但目前高血压的中医辨病、辨证及其辨证标准化问题，仍值得我们去思考、探索和研究，现就这一问题进行简要论述。

（一）高血压的中医辨病问题

西医主要依据患者的生理病理变化来命名和诊断疾病，如高血压是以体循环动脉压增高为主要表现的临床心血管综合征，若血压测量数值高于正常值范围则确诊，临床上大多有头晕、头痛、失眠等症状。中医并没有"高血压"这一病名，但据历代医籍所记载，肝风、目眩、风头眩、眩冒、眩晕等病证均与高血压有关。现代中医根据患者的临床表现，大多将高血压患者的症状归为中医"眩晕""头痛""不寐"等病证范畴。中医通常以症状来给疾病命名，如眩晕、头痛、心悸等；也有以病机来给疾病命名者，如胸痹、中风、脉胀等。1997年国家技术监督局制定发布的《中医临床诊疗术语 疾病部分》将高血压的中医病名对应为"风眩"，有一定的临床指导意义。我们对2684例高血压患者进行了临床调查，涉及中医病名9种，依次为眩晕2170例（80.85%）、胸痹253例（9.42%）、心悸98例（3.65%）、头痛72例（2.68%）、其他（包括心衰、喘证、中风、水肿、不寐）91例（3.40%）。眩晕是出现频次最高的一个病名，故以眩晕作为高血压的指代病名是可行的。中医病名繁多可能与以下因素有关：①高血压合并病各有不同，如合并有冠心病，就可能以胸痹心痛为主要症状；②患病个体存在差异，不同的患病个体，会有不同的自觉症状。因此，即使是出现频率最高的眩晕，也不能完全对应高血压。再者，高血压也有无任何症状者，特别是家族性高血压，这部分患者占5%～10%。有的患者已经达到了高血压3级的诊断标准，却无自觉症状，即所谓"无证可辨"。因此，笔者认为在疾病诊断上最好采用西医统一病名，把西医诊断与中医辨证结合起来，如现行文件中，《中药新药临床研究指导原则》将高血压分为肝火亢盛、阴虚阳亢、痰湿壅盛、阴阳两虚4个证型；《高血压中医临床诊疗指南》将高血压分为肝火上炎证、痰湿内阻证、瘀血内阻证、阴虚阳亢证、肾精不足证、气血两虚证、冲任失调证7个证型，均为合理范例。这样，既有利于现代中医的长远发展，又有利于两种不同医学体系的相互交流并形成共识。

（二）高血压的中医辨证分型问题

辨证就是根据患者的临床症状表现（证候），辨别疾病的属性类别（即证型），包括证素、病位、病性等内容。如高血压阴虚阳亢证，具有阴虚、阳亢2个证素，病性属虚中夹实；肝肾阴虚证，证素为阴虚，病位在肝、肾。中医临床诊治疾病常将辨证与辨病结合起来，即采用"中医病名＋证型"的现代中医诊断模式。如《中医病证诊断疗效标准》中将眩晕分为风阳上扰、痰浊上蒙、气血亏虚、肝肾阴虚4个证型。现行统编教材《中医内科学》第五版至第七版中将眩晕分为风阳上扰、肝阳上亢、肝火上炎、气血亏虚、痰浊（湿）中阻、痰浊上蒙、肝肾阴虚、肾精不足、瘀血阻窍等证型。这种诊断模式在现阶段中医临床人才培养中得以广泛应用，并指导中医各科临床实践。不过，中医在证型的归类和命名上仍不够规范。如肝火亢盛与肝火上炎，痰湿壅盛、痰浊中阻与痰浊上蒙，肝肾阴虚与肾精不足，这些证型的病位病性一样，名异而实同，需要进一步规范。笔者认为高血压可参考眩晕辨证，建议将高血压分为风阳上扰证、痰湿中阻证、气血亏虚证、肝肾阴虚证、瘀血阻窍证及冲任失调证等6个证型，其中风阳上扰证分为肝阳上亢（含肝火亢盛）与阴虚阳亢2个亚型。因肝阳上亢（含肝火亢盛）为阳动火升所致，而肝阳上亢与阴虚阳亢均为阳亢动风、风阳上扰而为病，故可归属为风阳上扰证。痰湿中阻证因痰湿不运、内困脾胃而成，痰蕴可化热，故也可分为痰湿中阻与痰热内蕴2个亚型。

（三）高血压的中医辨证标准化问题

高血压的中医证型是由多个证素即证候单元构成的，且临床上以复合证型较为多见，单一证型较少。在构成证型的证候单元中，孰为主，孰为次，如何正确辨别每一证型的属性，是涉及中医辨证标准化的问题。所谓辨证标准化，就是中医判断某种疾病可以分为何种证或证型的证候依据。这方面东汉张仲景早有所论述，如《伤寒论·辨少阳病脉证并治》云："伤寒中风，有柴胡证，但见一证便是，不必悉具。"少阳病有口苦、咽干、目眩三大提纲证，往来寒热、胸胁苦满、心烦喜呕、默默不欲饮食等四大主证，这条原文意思是在少阳病诸多证候中，只要见到部分主证，即可诊为少阳病，这一论述为我们提供了借鉴。目前中医行业正在进行临床路径的推广实施工作，该路径相当于西医的疾病防治指南。不同的是，西医有明确的客观指标，而中医只有症状指标，主观因素较多，给临床实施带来了一定的困难。因此，中医迫切需要辨证标准化。笔者认为，建立以"主证＋次证1项以上＋舌象，参考脉象"的辨证标准较为适宜，便于临床掌握。如风阳上扰证肝阳上亢型，主证为头晕且胀，急躁易怒；次证为口苦，口干，少寐多梦，面时潮红，目赤，便结，溲黄，舌红，苔黄，脉弦数或弦滑。若患者头晕且胀，急躁易怒（主证），口苦（次证），舌红，苔黄（舌象），参考脉象，即可作出诊断。关键是主证必须抓准，只有实施辨证标准化，辨证准确，治疗得当，才能更好地推进中医临床路径的实施，提高中医防治高血压的整体水平。

十二、论肝风与高血压

（一）肝风溯源

"肝风"一词首见于《黄帝内经》，《素问·风论》云："以春甲乙伤于风者为肝风。""肝风之状，多汗恶风，善悲，色微苍，嗌干，善怒，时憎女子，诊在目下，其色青。"此所言肝风，系指外风，与春季应肝、肝感受风邪（肝中风）有关。《素问·至真要大论》云："诸风掉眩，皆属于肝。"陈修园《医学从众录》解释说："掉，摇也，眩，昏乱旋转也，皆由金衰不能制木，木旺生风，风动火炽，风火皆属阳而主动，相搏则为旋转。"指出由内风引起的身体摇动和头晕旋转，均与肝有关。因木旺火升，火升风动，两阳相搏而作眩。这里所谓"木旺生风"，指的就是肝风。

清代名医叶天士设专篇讨论肝风，认为肝风即内风，是由肝中阳气升动所致，如《临证指南医案·肝风》所云："内风，乃身中阳气之变动也。"他还认为"阳挟内风上巅，目昏耳鸣不寐，肝经主病"，进一步阐明阳气升动、肝风上扰所致两目昏花、耳鸣不寐，是肝的病变。陈修园也认为，此"非外来之风，指厥阴风木而言"。华岫云则详细论述了肝风的由来，指出："经云东方生风，风生木，木生酸，酸生肝，故肝为风木之脏。因有相火内寄，体阴用阳，其性刚，主动主升。全赖肾水以涵之，血液以濡之，肺金清肃下降之令以平之，中宫敦阜之土气以培之……倘精液有亏，肝阴不足，血燥生热，热则风阳上升，窍络闭塞，头目不清，眩晕跌仆，甚则瘈疭痉厥矣。"他认为肝风之动，与内热（相火）有关，也与肾水不足而不济、肺失清肃而无制、脾失健运而无养有关。

（二）肝风之五因

根据叶天士的经验，肝风之病因病机，可归纳为以下5个方面。

1. 年高肾虚，肝阳无制

年高肾虚，肝阳升逆无制。肾属水，肝属木，肾为肝之母，肾虚阴亏，水不涵木，木旺则阳无所制，阳升则风动。诚如叶天士所云："水亏不能涵木，厥阳化风鼓动，烦恼阳升，病斯发矣。"

2. 操持烦劳，肝风上扰

《素问·生气通天论》云："阳气者，烦劳则张。"过于烦劳，有伤肾精，精绝于下，阳气暴涨，阳挟内风，上扰清窍。

3. 五志内扰，虚风内动

五志过极，内扰五脏，怒动肝风，惊恐伤肾，肝肾亏虚，阴血不足，虚风内动。

4. 久病阴虚，阴虚阳亢

即叶天士所谓"阴不上承，阳挟内风"。久病不愈，内伤肝肾，肝肾阴虚，虚阳上亢，肝风内扰。

5. 肝火犯胃，胃虚风动

即叶天士所谓"阳明脉衰，肝风内震"。肝木太过，相火犯胃，胃虚痰滞，肝风挟痰上扰。华岫云诠释为："风木过动，必犯中宫。"

总之，肝风致眩，缘于肾阴亏耗，水不涵木，或脾虚不运，化源不足。肝体阴而用阳，为藏血之脏。精血不足，无以涵养肝木，则木无所制，阳亢火升，火升风动，风为阳，火亦为阳，两阳相搏，上扰清窍，而发眩晕。

（三）肝风之论治八法

1. 酸甘化风法

叶天士强调"内风……甘酸之属宜之"。此法适用于操持烦劳、伤及肝肾、肝阴不足、肝阳偏亢所致头眩耳鸣、眼睛干涩或胀痛等证。可用枸杞子、桂圆肉、当归、甘菊、女贞子等。此法亦称"养肝补肝法"。陈修园认为，乙癸同源，治肾即治肝，治肝即熄风，熄风即降火，降火即治痰。

2. 滋阴清热法

适用于阴虚内热、虚火内风扰动所致之头目昏眩、心烦不寐等证。可用生地、阿胶、天冬、玄参、石斛、小黑豆皮等。亦称"滋肾熄风法"。

3. 滋养肝肾法

适用于肝肾亏虚、阳升风动所致久病眩晕、耳鸣耳聋、咽喉不爽等证。可用人参、鲜生地、阿胶、淡菜（乌贝肉）、白芍、茯神、柏子仁等。

4. 养阴和阳法

适用于年高肾虚、水不涵木、风阳升动所致两胁汗流不住、火升面赤的眩晕症。可用何首乌、桑叶、黑芝麻、黑稽豆皮、巨胜子、天冬、北沙参、柏子仁、茯神、女贞子等。

5. 和胃化风法

适用于胃虚痰滞、肝风内动所致头痛眩晕、呕痰咳逆、肢麻汗出等证（即内风挟痰）。可用二陈汤加天麻、钩藤、白蒺藜等。

6. 泻肝安胃法

适用于肝火体质，复加郁怒所致肝阴亏耗，肝阳上亢所致头晕目眩、心悸不寐等证。可用桑叶、钩藤、远志、石菖蒲、半夏曲、橘红、石斛、茯苓等。亦称"平肝熄风法"。

7. 清热养血熄风法

适用于阴虚内热、烁筋损液所致阳升风动而见头晕目眩、耳鸣、形瘦肢麻、皮肤瘙痒等证。可用生地、玄参、天冬、丹参、犀角、羚羊角、连翘、竹叶心、何首乌、白芍、黑芝麻、冬桑叶、天冬、女贞子等。

8.开窍熄风法

适用于阳气暴升、内风闭窍所致口喎舌强、呵欠、神昏不清等证。可用犀角（也可用水牛角代）、菖蒲、郁金、胆星、钩藤、连翘、羚羊角、橘红、竹沥、姜汁等。

（四）肝风与高血压

中医无"高血压"之病名，根据其临床表现，多判断为"眩晕""肝风""风眩""眩冒"等病证范围。叶天士论治肝风为中医治疗眩晕提供了很大的启示。

1.高血压的中医病因病机

高血压是以肝肾虚损为内在病理基础的一种多因性疾病，其病因多与年老体虚、情志失调、饮食不节、劳逸过度及冲任失调等有关。

（1）肝肾阴虚。年老体虚，肝肾不足，精血亏虚，水不涵木，以致肝阴不足，肝阳上亢，阳升风动，上扰清窍而为病。

（2）饮食不节。恣食肥甘厚味，或嗜酒不节，以致伤胃损脾，运化失司，水谷不化精微，反聚为痰湿，遏阻脉道，引动肝风，风阳挟痰，上蒙清窍而为病。

（3）情志过极。暴怒伤肝，惊恐伤肾，五志化火，内耗阴精，阴虚于下，阳盛于上，阴阳失于调和，气血逆乱，窍络闭塞而作眩。

（4）劳逸过度。劳则气耗，逸则血缓，劳逸过度，气血懈怠，运行不畅，壅滞脉道，以致气血失和，内动肝阳，风阳上扰而为病。

（5）冲任失调。绝经前后，肝肾不足，冲任失调，精血亏虚，肝失所养，血燥生热，血热生风，风阳升动，上扰清窍而为病。

总之，高血压是情志内伤、饮食不节、劳逸虚损、冲任失调等因素导致人体脏腑功能受损，阴阳气血失调，痰瘀交阻，风阳内动而作。其病变部位在肝肾，与心肺脾有关。若病情进一步发展，痰瘀内闭，痹阻胸阳，心络瘀滞，可并发冠心病（胸痹心痛）；若肝阳化风，挟痰挟火，横窜经络，上蒙清窍，可并发脑卒中（中风）。

2. 高血压从肝风论治

（1）风阳上扰证。分肝阳上亢（或肝火亢盛）和阴虚阳亢2个亚型。

①肝阳上亢型。症见头晕且胀，急躁易怒，口苦口干，少寐多梦，面时潮红，目赤，便结溲黄，舌红苔黄，脉弦滑或弦数。以头晕且胀、急躁易怒、口苦、面红、苔黄脉弦为辨证要点。治以平肝潜阳、清火熄风之法。方以天麻钩藤饮为代表，药用天麻、钩藤、石决明、桑寄生、茯苓、牛膝、杜仲、山栀子、黄芩、夜交藤、益母草等，随证加减。

②阴虚阳亢型。症见头晕昏沉，腰酸耳鸣，心烦少寐，五心烦热，潮热，盗汗，舌红苔少，脉弦细或弦细数。以头晕昏沉、腰酸耳鸣、五心烦热、舌红苔少为辨证要点。治以滋阴清热、平肝潜阳之法。方以知柏地黄汤为代表，药用知母、黄柏、生地、山药、山茱萸、丹皮、茯苓、泽泻、天麻、钩藤、白蒺藜等，随证加减。

（2）风痰上扰证。分为痰湿内阻和痰热内蕴2个亚型，因其证与风痰上扰之共同的病理机制有关，故分为2个亚型为宜。

①痰湿内阻型。症见头晕且重，视物旋转，胸闷，恶心，痰多，食少，腹胀，身体困重，舌淡红有齿痕，脉滑。以头晕且重、视物旋转、胸闷、恶心、苔白腻或厚浊、脉滑为辨证要点。治以化痰熄风、和胃降浊之法。方以半夏白术天麻汤为代表，药用姜半夏、白术、天麻、陈皮、茯苓、钩藤、石决明、珍珠母、白蒺藜、甘草等，随证加减。

②痰热内蕴型。症见同前，伴口苦，溲黄，舌红或淡红，苔黄腻或厚浊而黄，脉滑数。以头晕且重、视物旋转、口苦、溲黄、苔黄腻或厚浊而黄、脉滑数为辨证要点。治以清热熄风、和胃化痰之法。方以温胆汤为代表，药用竹茹、枳壳、天麻、钩藤、法半夏、茯苓、陈皮、生姜、大枣、甘草等，随证加减。

（3）阴虚风动证。症见头晕眼花，腰膝酸软，神疲乏力，心烦，少寐，健忘，耳鸣，口干，两目干涩，舌红，苔少或无苔，脉弦细或细数。以头晕眼花、腰膝酸软、心烦少寐、两目干涩、舌红苔少、脉细为辨证要点。治以滋养肝肾、平肝熄风之法。方以六味地黄汤或杞菊地黄汤加玉竹、天麻、钩藤、白蒺藜等。

（4）血虚生风证。症见头晕眼花，动则尤甚，面色苍白，心悸，少寐，神疲懒言，自汗，乏力，唇甲色淡，舌淡，脉细弱。以头晕眼花、动则尤甚、面色苍白、心悸乏力、舌淡、脉细弱为辨证要点。治以补气健脾、养血熄风之法。方以归脾汤加天麻、钩藤、白蒺藜。

（5）瘀阻风动证。症见头晕且痛，痛处固定，胸闷痛，心悸，不寐，健忘，面色黧黑，唇紫，舌暗或舌有瘀点、瘀斑，脉弦涩或弦细涩。以头晕且痛、痛处固定、肢体麻木、唇舌紫暗或舌有瘀点瘀斑、脉弦涩为辨证要点。治以活血化瘀、通络熄风之法。方以血府逐瘀汤加羚羊角、天麻、钩藤、白蒺藜。

（6）阳虚风动证。症见头晕或痛，情绪紧张或焦虑忧郁尤甚，心烦，易怒，失眠，多梦，两胁胀痛，心悸不宁，形寒肢冷，神疲乏力，舌淡红稍暗，脉沉细弦。以头晕或痛、情绪紧张或焦虑忧郁尤甚、心烦易怒、舌淡暗、脉沉细为辨证要点。治宜温肾阳，滋肾阴，调冲任，熄肝风。方以二仙汤加天麻、钩藤、白蒺藜。

3. 高血压中医辨治心得

高血压的治疗应以平肝熄风为从肝论治、定眩止晕之大法，天麻、钩藤、甘菊等平肝清肝、柔润熄风之品，无论何种证型，均可随证加入，以增强平肝熄风之功。以滋阴潜阳为调和阴阳、以静制动之平法，龟板、鳖甲、生牡蛎、珍珠母、生石决、磁石等介石类育阴潜阳之品，可随证加入，以增潜阳平动之效。以滋阴补肾为"缓以图本、以治根本"之要法，六味地黄丸、杞菊地黄丸、知柏地黄丸、附桂八味丸等，可视患者阴虚阳虚，偏热偏寒，酌用调服，以巩固疗效。

十三、论高血压治从少阳

高血压是以体循环动脉压持续增高为主要临床特征的一种心血管综合征，是一种全球性的慢性病。此病临床可有头晕、头痛、失眠等症状表现，属于中医"眩晕""头痛""不寐"等病证范畴，尤以"眩晕"居多。其病因病机多与肝肾阴虚、气血失调、肝风挟痰、挟瘀、上扰清窍有关，病性属于本虚标实。治疗上多从滋肾阴、补气血、潜肝阳、平肝风、化痰浊、祛瘀血立论。在改善患者临床症状、提高患者生活质量方面，中医药具有一定的优势，但其降压作用缓慢，即时降压效果不甚显著。能否另辟途径，在理论上有所突破，寻找更为有效的治疗方法以提高高血压的中医防治水平？笔者温习经方，根据中医《素问·六节脏象论》中"凡十一脏，取决于胆"的理论，提出了"从少阳论治"高血压的学术观点，并进行深入探究。

（一）血压的昼夜变化规律

众所周知，我国高血压发病率高、致残率高、致死率高和知晓率低、治疗率低、控制率低的"三高三低"状况一直较为严重。虽患者已较为规范地应用了降压药，但降压药作用并不是很稳定。笔者认为，高血压是一种多因性疾病，其发病机制较为复杂，因此，了解血压的变化规律，进而对高血压采取有效的防治方法，是很有必要的。基于这一目的，我们从中医经脉运行时辰与昼夜血压变化的角度进行了流行病学调查，对300例高血压2级患者进行了24小时动态血压监测。其中，男性168例，女性132例，男女人数比约为1 ：0.78；患者年龄最小23岁，最大87岁，20岁～39岁有13例，40岁～59岁有109例，60岁～79岁有148例，80岁以上有30例。观察并分析各个患者血压昼夜变化与十二时辰经络循行的关系，采用PMES 3.1软件，进行圆形资料的统计（采用频数数据和原始数据分析法），并以最高血压出现时间作为分析重点。

1.全天最高收缩压和舒张压出现时间

按全天 24 小时计，发现血压变化出现两峰一谷现象，即辰时（7 时至 8 时 59 分）和酉时（17 时至 18 时 59 分）两个高峰和丑时（1 时至 2 时 59 分）一个低谷，均角度分别为 7.88°、24.99° 和 8.07°、24.91°（均 $P < 0.05$）。曲线趋势呈反构型。但组间收缩压和舒张压比较，差异无显著性（$F=0.65$，$P=0.42$，均 $P > 0.05$）。

2.白天最高收缩压和舒张压出现时间

按 7 时至 22 时计，发现血压变化与全天血压变化情况相似，均角度分别为 8.38°、25.04° 和 8.55°、24.76°（均 $P < 0.05$）。曲线趋势呈反构型。但组间收缩压和舒张压比较，差异无显著性（$F=0.74$，$P=0.39$，均 $P > 0.05$）。

3.夜间最高收缩压和舒张压出现时间

按 22 时至次日 7 时计，发现卯时（5 时至 6 时 59 分）、亥时（21 时至 22 时 59 分）和子时（23 时至 0 时 59 分）三个高峰，均角度分别为 5.06°、24.69° 和 4.91°、24.87°（均 $P < 0.05$）。曲线趋势呈长构型。但组间收缩压与舒张压比较，差异无显著性（$F=1.04$，$P=0.31$，均 $P > 0.05$）。

4.白天与夜间最高收缩压和舒张压出现时间比较

将白天与夜间最高收缩压和舒张压出现时间进行比较，两者收缩压角均数分别为 8.05° 和 4.56°，舒张压角均数分别为 7.88°、4.41°，差异均有非常显著性（$F=184.66$ 和 193.97，均 $P < 0.001$）。提示白天与夜间血压变化存在明显的不同。

（二）血压昼夜变化特点

1.血压调控网络

从动态血压与十二时辰经络循行的关系看，白天与全天的情况基本相似，血压最高点落在辰时和酉时，即足阳明胃经和足少阴肾经；夜间血压最高点落在卯时、亥时和子时，即手阳明大肠经、足少阳胆经、手少阳三焦经。昼夜循环，血压最高点构成由卯时→辰时→酉时→亥时→子时→卯时的调控网络，此时这些经脉经气旺盛，血脉充盈，故血压升高。

2. 血压调定点与卫气运行

卯时（5时至6时59分）是第一个高峰，此时已是日出，属阴中之阳，卫气初行于阳分。辰时（7时至8时59分）是又一个高峰，之后逐渐下降。到酉时（17时至18时59分）形成又一个高峰，此时已经是日入了，卫气始行于阴分。夜间亥时（21时至22时59分）和子时（23时至0时59分）是两个高峰，此时已经是深夜，之后血压逐渐下降，到卯时又开始升高。如《素问·金匮真言论》所云"鸡鸣至平旦（寅卯），天之阴，阴中之阳也，故人亦应之"。《灵枢·卫气行》云："故卫气之行，一日一夜五十周于身……平旦阴尽，阳气出于目，目张则气上行于头，循项下足太阳，循背下至小趾之端。其散者……下手太阳……下足少阳……注足阳明……阳尽于阴，阴受气矣。其始入于阴，常从足少阴注于肾，肾注于心……"因此，十二经脉与卫气密切相关，而子时是昼夜时辰转换之枢纽，也就是说，少阳胆经是转阴至阳之经。

（三）从少阳论治理论溯源

为什么要从少阳论治？我们都知道，足少阳经胆为六腑之一，属于奇恒之腑。《伤寒论·辨少阳病脉证并治》云："少阳之为病，口苦，咽干，目眩也。"后世认为口苦、咽干、目眩是少阳病的提纲证，加上寒热往来、胸胁苦满、心烦喜呕、默默不欲饮食等，谓之柴胡七大症状。原文所谓目眩，即指视觉模糊，视物昏花，甚至眼前发黑的一种症状，多与头晕并见。《诸病源候论·目眩候》有云："目者，五脏六腑之精华，宗脉之所聚也。筋骨血气之精，与脉并为目系，系上属于脑，若腑脏虚，风邪乘虚随目系入于脑，则令脑转而目系急，则目而眩也。"说明目眩也与胆有关。

《素问·六节藏象论》有"心者，生之本，神之变也，其华在面，其充在血脉……凡十一脏，取决于胆也"的记载，在阐述五脏六腑功能之后，着重强调了胆在五脏六腑中的重要地位。

对于"凡十一脏，取决于胆"，历代医家有不同的解释。李东垣认为，

"胆者，少阳春生之气，春气升则万化安，故胆气春升，则余脏从之"，因此十一脏取决于胆。胆属木，应春季。少阳之气至春乃发，其调节机能开始运行，胆气春升，则五脏六腑从之，是从五脏与自然界季节变化来认识这一问题。张景岳则认为，"胆……能通达阴阳，而十一脏皆取乎于此也"。张志聪注释说："胆主甲子，为五运六气之首，胆气升，则十一脏腑之气皆升，故取决于胆也。"这些说法分别从阴阳学说、运气学说等角度诠释了这一观点。

从经脉循行时间与部位看，足少阳胆经循行时点为夜间 23 时至次日 1 时，此时为子夜，也正好是由阴转阳之时。若该经脉循行失度，易出现头晕目眩、口苦、善太息等胆经证候。所以吴东旸《医学求是》云："阳之初生而始发，则从胆，胆为转阴至阳之地，为少阳，是阳之枢也。"指出少阳是阴阳交接、阳气初生的枢纽。

（四）病因病机发微

1. 胆火上炎

胆与肝相表里，内寄相火。胆为甲木，属阳，多热，为胆热之腑；肝为乙木，属阴，多风，为风木之脏，体阴而用阳。外邪干之，则胆受邪；内邪干之，则肝受邪，肝胆受邪，胆火上炎，上扰清窍而作眩。

2. 气血失和

《素问·血气形志》云："夫人之常数，太阳常多血少气，少阳常少血多气，阳明常多气多血，少阴常少血多气，厥阴常多血少气，太阴常多气少血。"指出少阳为多气少血之经，气为阳，血属阴，阳有余而阴不足。气血阴阳失于调和，则易为病。

3. 胆胃不和

少阳为气机升降之枢。肝胆之气一升一降，肝喜条达，宜升；胆喜清静，宜降。升降相宜，则气机畅利，胆胃安和；升降失宜，则疏泄不利，乘脾犯胃，气失和降，清气当升不升，浊气当降不降，痰浊上扰，蒙闭清窍而致眩。

4.肝肾阴虚

少阳胆经偏旺,胆火内灼,损耗肝阴,阴虚阳亢,虚阳上扰,清窍不宁而致眩。又相火妄动,伤及肾阴,肾虚水亏,水不涵木而致风阳升动,两阳相搏,清窍受扰,眩晕乃作。

5.胆失决断

《素问·灵兰秘典论》云:"胆者,中正之官,决断出焉。"《吕氏春秋·决胜》云:"勇则能决断。"所谓决断,是指拿主意、做决定,说明胆与人的精神活动有关。胆气充和,能缓和适应外界各种精神刺激,则脏腑气机调和,气血流畅,血压自稳;胆气不充,不能适应外界各种精神刺激,情绪失控,则脏腑气机不调,气血失和,血压易波动,而眩晕乃作。

(五)少阳经方应用

1.小柴胡汤应用原则

少阳病主方是小柴胡汤,具有疏表清里、和畅气机的作用,是和解法的代表方剂,用于治疗伤寒中风、邪入半表半里之少阳证。临床运用有兼证的不同,如少阳兼表不解而见微热、肢节烦疼者,为太少合病,可用柴胡加桂枝汤;少阳兼里实,而见呕不止、心下急、下利或日晡潮热者,为少阳阳明合病,可用大柴胡汤(小柴胡汤加枳实、大黄)、柴胡加芒硝汤;少阳误下,邪热内陷,扰乱心神而见胸满、心烦而惊,甚至谵语者,可用柴胡加龙骨牡蛎汤。

关于应用小柴胡汤治疗眩晕的方法,明代就已有记载,如陶华所著《伤寒门·全生集》中有云:"头眩者,少阳半表半里间,表邪传里,表中阳虚,故致头眩,用小柴胡、黄芪、川芎、天麻为君……少阳呕而口苦,寒热头眩,目运脉弦数,小柴胡加川芎、天麻……大抵治头眩目运,非天麻不能除也。"

根据高血压治从少阳的病因病机及小柴胡汤的组方原则,笔者临床上应用加味小柴胡汤治疗高血压,也可收到满意的治疗效果。该方由柴胡、白芍、黄芩、菊花、天麻、钩藤、石决明、半夏、茯苓、党参、茺蔚子、炙甘草等药物组成，具有清火熄风、和胃降逆、调和营卫之功效，用于治疗高血压，症见头晕目眩、口苦、恶心、面红目赤、性急易怒、心烦不寐、舌红苔黄、脉弦细或数等属肝阳上亢或肝火亢盛的患者。若兼有表证，症见微发热、肢体烦疼、颈项不适者，可加桂枝、葛根以解肌透表；若伴有大便秘结或下利（热结旁流）者，可加枳实、大黄、芒硝以通腑泻热；若伴心悸不宁、夜寐欠安者，可加生牡蛎、生龙骨以潜阳安神。

2. 小柴胡汤验案举隅

廖某，男，64 岁。2018 年 1 月 6 日初诊。诉头晕反复发作 3 个月，加重伴失眠多梦近 1 个月。因惧怕服用西药后要终生服用而来诊。现觉头晕昏沉，后脑勺发胀，性情急躁易怒，遇事易沉不住气，夜寐多梦，夜醒 2 ～ 3 次，晨起口苦，乏力，小便黄。检查示血压 160/106 mmHg。舌稍红，苔白，脉弦细。参合脉证，中医辨病属眩晕，为阴虚阳亢之证。给予加减天麻钩藤饮：天麻 10 g，钩藤 15 g，桑寄生 15 g，牛膝 15 g，菊花 15 g，龟板 15 g（先煎），生石决明 30 g（先煎），生牡蛎 30 g 先煎。每日 1 剂，水煎取200 mL，分 2 次服，连服 7 剂。

2018 年 1 月 13 日二诊。头晕减轻，但午时仍有头晕，夜寐多梦，夜醒 1 ～ 2 次，口苦轻，乏力有所改善，小便黄。复查示血压 146/96 mmHg。舌稍红，苔白，脉细稍弦。守原方调服，给药 14 剂，每日 1 剂，水煎服。

2018 年 2 月 10 日三诊。时有头晕，午时易作，夜寐有梦，夜醒 1 ～ 2 次，口微苦，偶有胸闷，性情急躁改善，小便正常。但血压易波动，多在（130 ～ 160）/（86 ～ 96）mmHg，且 140/92 mmHg 以上占多数。舌稍红，苔白，脉细缓稍弦。辨证考虑仍有头晕、口苦、脉弦，改从少阳论治，给予加减柴胡汤：柴胡 10 g，白芍 15 g，黄芩 10 g，菊花 15 g，半夏 9 g，茯苓 15 g，生姜 5 g，天麻 10 g，钩藤 15 g，党参 15 g，大枣 9 g，炙甘草 5 g。连服 14 剂。

2018 年 3 月 10 日四诊。不觉头晕，夜寐梦少，夜醒 1 次，无口苦，小便正常。测量血压显示收缩压多在 140 mmHg 以下，低时可到 120 mmHg，舒张压多在 90 mmHg 以下，低时可到 80 mmHg。舌淡红，苔薄白，脉细缓。血压已较稳定，效不更方，守方酌加生牡蛎、生石决明，以提高潜阳助眠、增强降压效果。

随访 6 月余，症状消失，血压已正常。

按语：患者反复头晕昏沉，时有胀痛，诊为眩晕无疑。盖因操劳过度，加之年事渐高，肾阴亏虚，水不涵木，阳亢无制，风阳升动，上扰清窍而作眩晕。阴虚阳亢，阳动火升，内扰心脉，心神不宁，故见胸闷易怒、夜寐多梦；胆火上炎，则口苦；热移膀胱，则小便发黄；舌红脉弦细，为肾阴不足、肝木偏旺之征象。治宜滋阴益肾，平肝熄风，故用天麻钩藤饮加减为治而症状改善。继因血压波动，且仍有头晕、口苦、脉弦等证候，故考虑是少阳胆经受扰，胆火上炎，心脉不宁，而改以加味柴胡汤治疗。方中柴胡理气疏肝，白芍敛阴柔肝，二味合用，一散一敛，疏柔结合，使气机疏畅条达，且无耗散之虑；黄芩、菊花清热明目以泄少阳之火；天麻、钩藤平肝定眩，清热熄风；生牡蛎、生石决明育阴潜阳；党参、大枣、炙甘草甘缓补中，扶正祛邪；半夏、生姜降逆和胃以利气机；茯苓宁心安神，为参之使，可引药以达病所。诸般配伍，使肝胆之火得以降泄，气机宣通，则气血自能调和，故而疗效堪称满意。

（六）小结

高血压从少阳论治，是根据中医"凡十一脏，皆取决于胆"的理论而提出的，是对高血压传统治疗理念的一种创新。前期研究显示该疗法有一定的理论基础和实践依据，值得进一步深入研究。相信通过不断地探索，一定能够找到一条提高血压控制率的有效途径。

十四、论心痹与风湿性心脏病证治

心痹，是感受风寒湿邪，日久化热，或感受风湿热邪，日久不愈，由表及里，内舍于心而致的一种疾病，类似于现代医学中的风湿性心脏病（以下简称风心病），又称风湿性心瓣膜病。此病以心悸、气喘、咳血、四肢浮肿等为主要临床特征。根据其发病不同阶段的临床表现，归属于中医"心痹""心悸""喘证""水肿"等病证范畴。

中医虽然无"风心病"这一病名，但早在《黄帝内经》中就已有关于该病病因与症状的记载，如《素问·痹论》有"脉痹不已，复感于邪，内舍于心""心痹者，脉不通，烦则心下鼓，暴上气而喘"等记载，指出了该病的病因病机与临床症状，认为是反复感受外邪，由外及内，影响于心，以致心脉瘀阻而发，这与风心病的现代病因病理认识是一致的。《灵枢·胀论》所说"心胀，心烦气短，卧不安"、《金匮要略·水气病》所说"心水者，其身重而少气，不得卧，烦而躁，其人阴肿"及《外台秘要》所说"心咳，咳而吐血"，所描述的临床症状与风心病并发的充血性心力衰竭不同阶段的临床表现均颇类似。此外，《张氏医通·神志门》描述心悸症状为"心下惕惕然跳，筑筑然动，怔怔忡忡，本无所惊，自心动而不宁"，与风心病并发心律失常患者的自觉症状也比较符合。这些记载为我们辨证论治心痹提供了极为宝贵的经验。

（一）心痹的中医病因病机

心痹的发生与感受风寒湿邪或风湿热邪有关，是反复感邪，由表及里，经由肌肉关节而侵犯血脉，再由血脉累及于心而致，所以《素问·痹论》有"脉痹不已，复感于邪，内舍于心"之说。根据本病发生发展过程，其病因病机可归纳为以下几个方面。

1. 外邪入侵

风寒湿邪外袭，痹阻经脉、关节、肌肉，气血凝滞不通而成风寒湿痹，若素体阳盛，邪从热化，或因风湿热邪外侵，则成风湿热痹。痹证既久，反复感邪，内舍于心，伤及心阴，瘀阻心络，乃成心痹。如《杂病源流犀浊》所说："脉痹久，复感三气，内舍于心，则脉不通。"心主血脉，邪气入心，血脉受邪，初损心血心阴，继伤心气心阳，心之阴阳气血不足，气血运行不畅，心脉瘀阻，而见心中悸动、面部紫红及唇甲青紫、脉结代等虚实夹杂之证候。

2. 正气亏虚

素体阳虚，卫外不固，或素体阴虚，营卫失调，均易感受风寒湿邪。感邪之后，体质不同，则痹有寒、热之分。阳虚者，邪易从阴化寒，而多风寒湿痹；阴虚者，邪易从阳化热，而多风湿热痹。因此，《素问·痹论》说："其寒者，阳气少，阴气多，与病相益，故寒也；其热者，阳气多，阴气少，病气胜，阳遭阴，故为痹热。"

总之，邪痹经脉，主要累及于心，故心痹病位在心，以心血瘀阻为其病理基础。但常可由心而累及肺、脾、肝、肾诸脏。由心及肺，肺虚失于宣肃，其气上逆则咳嗽，甚至咳血；由心及脾，脾虚失于健运，气血亏虚，则头晕乏力，气短食少；由心及肝，肝虚失于疏泄，气滞血瘀，则胁下积块；由心及肾，肾虚失于摄纳，气不根藏，则气喘而难以接续；脾肾两虚，水无所制，则泛溢肌肤而为水肿。终至五脏衰败，阴阳离绝，心阳欲脱而发展成为厥脱。

（二）心痹的中医辨证论治

心痹多是在正气亏虚基础上反复感邪，以致风湿热毒犯及心脏而成。其病性属本虚标实之证，故其治疗当以虚实为纲。虚者为阴阳气血亏虚，实者为瘀血、水湿痹阻。治疗应明辨虚实，分清标本主次。虚者宜调补阴阳气血，实者宜活血利水。病势急者，治标为主，兼以固本；病势缓者，治本为要，兼以治标。心痹的中医辨证分型治疗可归纳为以下几个方面。

1. 心脉瘀阻

临床多见于二尖瓣狭窄患者。症见心悸喘促，头晕乏力，咳嗽或咯血，或见心痛，两颧紫红，唇甲青灰，舌青紫或边有瘀点瘀斑，脉细数无力，或细涩，或结代。治宜益气活血，化瘀利水，方用桃仁红花煎加减，常用药有桂枝、茯苓、赤芍、丹参、桃仁、红花、郁金、泽兰、延胡索、龙骨、远志、炙甘草等。若咳喘甚而痰黏稠者，可加苏子、白芥子、杏仁、法半夏等祛痰平喘；若见咳血者，可加三七以散瘀止血。

2. 气血亏虚

临床多见于二尖瓣关闭不全患者。症见心中悸动，活动后尤甚，头晕目眩，汗多，气短，乏力，关节酸痛，面色苍白或萎黄不华，舌淡胖边有齿痕，脉象细弱。治宜益气养血，养心安神。方用归脾汤合养心汤，常用药物有人参（或党参）、黄芪、当归、桂圆肉、丹参、桂枝、浮小麦、酸枣仁、大枣、炙甘草等。若兼有瘀血者，可加桃仁、红花、郁金等以活血化瘀；若见心前区疼痛，可合用失笑散。

3. 心肾阳虚

临床多见于风心病合并心衰患者。症见心悸浮肿，咳嗽喘急，甚至不能平卧，手足不温，面色晦暗，舌淡暗，脉结代或沉细而数。治宜温阳利水，方用真武汤加味。常用药有熟附子、桂枝、防己、白术、茯苓、姜皮、黄芪、车前子等。若喘息不得卧，自汗出者，可加人参、五味子、煅牡蛎、煅龙骨；若见心动悸、脉结代者，可合用炙甘草汤，加泽兰、苦参以益气养阴，通阳复脉。

4. 心阳欲脱

心悸气喘，大汗淋漓，烦躁不安，四肢厥冷，浮肿尿少，舌质紫暗，脉微欲绝。治宜益气温肾，回阳固脱。方用参附龙牡汤加味。常用药有人参（红参或高丽参）、熟附子、桂枝、白术、茯苓、干姜，炙甘草等。若病情危笃者，可加服黑锡丹。

十五、胀病与血瘀相关论

胀病是一种临床常见的病证，以胸胁、腹部、肌肉、皮肤胀满为主要临床证候，多由卫气运行失常、气机郁滞不畅、营卫气血失调引起，是值得关注的一种内科奇难杂症。以下就胀病的含义、部位、缘由、分类及其与瘀血的关系等，结合临床验案进行探讨。

（一）胀病的含义

"胀病"一词首见于《灵枢·胀论》，该篇专门论述了气胀一类疾病的含义、发病部位、分类、证候及治疗原则。关于胀病的含义和部位，《灵枢·胀论》有"黄帝曰：'夫气之令人胀也，在于血脉之中耶？脏腑之内乎？'岐伯曰：'二者皆存焉，然非胀之舍也'"和"夫胀者，皆在于脏腑之外，排脏腑而郭胸胁，胀皮肤，故命曰胀"的记载。杨上善《黄帝内经太素》注："血脉，谓二十八脉也，问胀所在也。""卫气并脉而行，循分肉之间为胀，血脉及五脏六腑各胀，故曰二者存焉，然非胀之所舍之处也。"其胀舍"取之脏腑之外胸胁及皮肤之间，气在其中，郭而排之，故命曰胀"。这里杨上善诠释了几个问题。其一，认为血脉是指二十八脉。马莳认为，二十八脉包括十二经脉左右各一、任脉督脉各一、蹻脉左右各一。其二，认为卫气与脉并行，沿着其所行部位肌肉皮肤之间而作胀。其三，胀病的分类包括血脉胀、五脏胀、六腑胀。其四，血脉和五脏六腑并不是气胀之所在部位，气胀的部位在胸胁及皮肤之间。也就是说，卫气可使人发生胀病，气胀部位在胸胁、腹内及皮肤肌肉之间，因为有气充斥其中，使胸部、胁肋、腹部、肌肉皮肤胀满而发病。由此可知，胀病与卫气的运行有关，是指卫气运行失常，气机郁滞，影响营气之运行而引起胸胁、腹内气胀或肢体肿胀的一种病证。

（二）胀病的缘由

1. 卫气运行失常

《灵枢·营卫生会》曰："人受气于谷，谷入于胃，以传与肺，五脏六腑，皆以受气，其清者为营，浊者为卫。营在脉中，卫在脉外。"指出营卫同出一源，皆由水谷精微所化。谷之清气为营，行于脉中；谷之浊气为卫，行于脉外。营卫二气之运行，周而复始，如环无端。明代张景岳《类经》注云："营气者，由谷入于胃，中焦受气取汁，化其精微而上注于肺。乃自手太阴始，周行于经隧之中，故营气出于中焦。卫气者，出其悍气之疾，而先行于四末分肉皮肤之间，不入于脉，故于平旦阴尽，阳气出于目，循头项下行，始于足太阳膀胱经而行于阳分，日西阳尽，则始于足少阴肾经而行于阴分，其气自膀胱与肾，由下而出，故卫气出于下焦。"按张景岳所论，营气的运行是从手太阴肺经开始，周流于经脉之中。而卫气的运行先行于四肢肌肉皮肤之间，不入于脉。其气平旦始于足太阳膀胱经，行于阳分；日西始于足少阴肾经，行于阴分，源于肾与膀胱，说明营卫二气之运行有其各自的规律。

《灵枢·胀论》亦云："卫气之在身也，常并脉循分肉，行有逆顺。"指出正常情况下，卫气在人体内运行有一定的规律，通常是与脉相伴，运行于肌肉皮肤之间。如果运行发生异常即逆乱，卫气不行于脉外而入于脉中，或虽循行于皮肤肌肉之间，但聚气而不行，即可发生胀病。如《灵枢·胀论》所说的"卫气并脉循分，为肤胀"。

2. 厥气上逆作祟

厥气，即病气或邪气。《灵枢·胀论》云："厥气在下，营卫留止，寒气逆上，真邪相攻，两气相搏，乃合为胀也。"指出有病邪在下焦，使营卫二气运行不畅，稽留成瘀，加之寒气上逆，正气与寒气相搏结，于是就会发生胀病。说明胀病还与厥寒之气凝滞有关。

3. 瘀血阻滞为患

《灵枢·胀论》有"黄帝曰：'脉之应于寸口，如何而胀？'歧伯曰：'其脉大坚以涩者，胀也。'"的记载，马莳《灵枢注证发微》注："其脉大者，以邪气有余也；其脉坚者，以邪气不散也；其脉涩者，以气血涩滞也。"按马莳所言，胀病之脉象多为大、实、涩，即脉大满指、坚实有力、来往不畅，这是邪气壅实、气血瘀滞之征象。《灵枢》以脉论证，开宗明义地指出胀病与瘀血有关。另外，《灵枢·胀论》有载："营气循脉，卫气逆，为脉胀。"《类经》注云："清者为营，营在脉中，其气精专，未即致胀，浊者为卫，卫行脉外，其气慓疾滑利，而行于分肉之间，故必由卫气之逆，而后病及于营，则为脉胀。"也就是说，营气循行于脉中，即所谓"周行于经隧之中"，如果卫气运行逆乱，病及于营，营卫失和，必致经脉不畅，气血瘀滞，而致脉胀。可见，胀病与瘀血关系密切，多因卫气运行逆乱，气机壅滞，或寒凝气滞，以致营卫二气失和，气血失调，瘀滞于内，引起胸胁腹部胀满不适，或四肢肌肉肿胀的病证，正如张景岳所说"凡病胀者，皆发于卫气也"。

（三）胀病的分类与证候

胀病可分为血脉胀、五脏胀及六腑胀，其证候学特点也均与气血失于调畅、瘀滞体内有关。关于脉胀，《黄帝内经太素》有"营气循脉周于腹郭为胀，名为脉胀。卫气在于脉外，傍脉循于分肉之间，聚气排于分肉为肿，称为肤胀"之注释，参照前面所论，这里的"营气循脉周于腹郭为胀"一句应该是省略了"卫气逆"一词。说明营气循行于脉中，周流于全身以营养五脏六腑、四肢百骸。如若卫气逆乱，营气不从，不行于脉中而周流于腹腔内，稽留而作胀者，则称之为脉胀；若与脉并行，周流于分肉之间，聚气不行，则可引起肤胀。也就是说，脉胀以腹部胀满或肌肉皮肤肿胀为主要证候。《灵枢·胀论》中胀病的分类包含了五脏胀和六腑胀。五脏胀有"夫心胀者，烦心短气，卧不安。肺胀者，虚满而喘咳。肝胀者，胁下满而痛引少腹。脾胀者，善哕，四肢烦悗，体重不能胜衣，卧不安。肾胀者，腹满引背，央央然腰髀痛"的论述，六腑胀有"胃胀者，腹满，胃脘痛，鼻闻焦臭，妨于食，大便难。大肠胀者，肠鸣而痛濯濯，冬日重感于寒，则飧泄不化。小肠胀者，少腹䐜胀，引腰而痛。膀胱胀者，小腹满而气癃。三焦胀者，气满于皮肤中，轻轻然而不坚。胆胀者，胁下痛胀，口中苦，善太息"的论述。以上指出了各脏腑因为气机阻滞所表现出的不同证候，如心患胀病，可见心烦气短、睡卧不安；肺患胀病，可见虚满而喘咳，以此类推。

（四）胀病的治疗原则

《灵枢·胀论》有云："凡此诸胀者，其道在一，明知逆顺，针术不失。泻虚补实，神去其室，致邪失正，真不可定，粗之所败，谓之夭命。补虚泻实，神归其室，久塞其空，谓之良工。"指出治疗胀病之要点在于辨气血运行之逆顺，正确运用针灸技术。用补法治疗虚证，泻法治疗实证，使神气归于其所藏之处，不断地补益其不足之处。也就是说，胀病的治疗首先要明辨正邪之虚实，气血之顺逆，其治疗原则应遵从《黄帝内经》"虚者补之，实者泻之，在气者行之，在血者决之"之大法，这就为行气活血法或益气活血法在胀病治疗中的应用奠定了基础。

十六、论肺胀与肺源性心脏病证治

肺胀，是多种慢性肺系疾患反复发作，迁延不愈，导致肺气胀满，不能肃降的一种病证。临床以咳嗽痰多、喘息气促、胸部胀满如塞、心悸、浮肿为主要表现。严重者甚至会出现喘脱、昏迷等危重证候。《灵枢·胀论》有"肺胀者，虚满而喘咳""夫心胀者，烦心短气，卧不安"的记载，《金匮要略》也有"上气，喘而躁者，属肺胀""咳倚息，短气不得卧，其形如肿"的记载，均提到呼吸气急、气道壅塞，虚满喘咳的症状，甚至影响到心，以致喘促气短，不能平卧，烦躁不安，肢体浮肿，此皆肺气胀满的证候。根据肺胀的临床证候特点，判断此病与西医学中慢性阻塞性肺疾病、肺源性心脏病（以下简称肺心病）等颇相类似。

（一）肺胀的中医病因病机

肺胀之形成，外因邪气侵袭，内因正气虚损。因肺为娇脏，主气，外合皮毛，外邪侵袭，首先犯肺，而使肺失宣发与肃降失调，肺气上逆而作咳喘。肺气既伤，卫外不固，以致遇感即发，经年不愈，正虚邪恋，痰滞气道，终成夙根。肺脏久病不已，必传之于脾肾。肺病及脾，脾虚则运化失司，水谷不化精微，聚湿生痰，上渍于肺，而致喘咳痰多。肾主纳气，为气之根，肺虚及肾，肾元虚惫，则不能纳气归元，气失摄纳，肺气不降，故而喘咳日益加重，吸入困难，呼吸短促难续，动则尤甚。又肾主水，人体水液代谢赖肾阳以温煦和蒸化，肾虚气化无力，寒水停聚，上逆而凌心射肺，故作心悸、喘咳日甚而不得平卧；若水液泛溢肌肤，则可出现浮肿、尿少。如《灵枢·胀论》所云："厥气在下，营卫留止，寒气逆上，真邪相攻，两气相搏，乃合为胀也。"这里所言"厥气"，即寒冷之气。文中指出下焦厥气，可使营卫气血运行不畅，稽留成瘀，加之寒气上逆，与正气相搏结，于是发生胀病。这说明肺胀与厥寒之气凝滞有关，与慢性阻塞性肺气肿的发病机制类似。

肺主卫，心主血。肺司呼吸而朝百脉，与心脉相通。肺虚日久，影响于心，使心气亏虚，血行不畅，以致心脉瘀阻，心阳受抑，可致胸闷气短、心悸汗多、唇舌青紫。痰瘀互结，肺气壅滞，进而气损及阳，心阳衰竭，而见心悸喘促、大汗淋漓，脉微欲绝等阳气欲脱（喘脱）之危候，与肺心病合并心功能不全的发病机制相吻合。

总之，肺胀主要病位在肺，进而累及脾肾，最终影响及心，从而导致慢性阻塞性肺疾病和肺心病。其病机较为复杂，往往正虚邪恋，正邪并羁，故其病性多本虚标实。本虚责之于肺、心、脾、肾等脏气亏虚；标实责之于痰饮、水湿、瘀血。

（二）肺胀的中医辨证论治

肺胀的辨证，可分为发作期与缓解期。发作期多因正气内虚，反复感受外邪而发，多有恶寒发热、喘咳，心悸、面浮肢肿等证；缓解期则邪去正虚，脏气失调，多有气短、喘咳、或偶有心悸，一般无肢体浮肿。治疗上，发作期应以正邪兼顾、扶正祛邪为主，应辨其属邪多虚少抑或邪少虚多。邪多虚少者，治宜祛邪为主，扶正为辅；邪少虚多者，治宜扶正为主，祛邪为辅。缓解期则着重于调补脏气，以补肺益肾、健脾养心为主要原则。

1. 发作期

（1）外邪侵袭型。多因外邪侵袭而诱发，尤其是寒邪，易引动伏痰，使痰阻气道，肺气失于宣发与肃降，其气上逆而发病。症见咳嗽痰多，痰白清稀，气短喘息，或恶寒，周身酸痛不适，苔白，脉浮紧。治宜宣肺散寒，祛痰平喘。方用麻黄汤加减，常用药有炙麻黄、桂枝、北杏仁、前胡、法半夏、紫菀、细辛、炙甘草等。若症见咳喘气促，不能平卧，痰多色白、状如泡沫，伴恶寒发热，身疼腰痛，鼻塞流涕，或面部四肢浮肿，舌苔白滑，脉浮紧或弦滑，为寒邪束表，内有伏饮。治宜散寒解表，温肺化饮。可用小青龙汤加减。若寒邪入里化热，痰热内蕴，使肺失清肃，气逆而作喘，症见咳嗽喘促，不能平卧，痰黄稠、或白黏不易咯出，或发热口渴，苔黄腻，脉滑数。治宜清泄肺热，化痰平喘。方用麻杏石甘汤合苇茎汤加减，常用药有炙麻黄、杏仁、生石膏、黄芩、冬瓜仁、芦根、桑白皮、桃仁、炙甘草等。若痰黄黏稠难咯者，可加浙贝母、瓜蒌壳以利气化痰；若发热口渴甚者，可加知母、花粉以清热生津。这一证型多见于肺心病合并感染阶段。

（2）阳虚水泛型。心肺功能衰竭，阳虚血运不畅，水液无以制化，水气凌心射肺所致。症见面浮肢肿，腰以下为甚，心悸气短，喘促不能平卧，怯寒肢冷，小便短少，口唇青紫，舌红绛，苔白腻，脉沉数无力或结代。治宜温阳活血，化气行水。方用真武汤合五苓散、防己茯苓汤加减。常用药有熟附子、桂枝、干姜、白术、茯苓、泽泻、泽兰、猪苓、车前子等。若瘀血明显而见唇舌紫暗、脉结代者，可加丹参、红花、郁金以化瘀通络；浮肿较甚者，可酌加少许麻黄或苏叶以开宣肺气，通水之上源，即"提壶揭盖法"；心中动悸、脉结代者，可重用桂枝加炙甘草以通阳定悸。这一证型多见于肺心病并发心肺功能不全、心律失常者。

（3）痰浊闭窍型。肺胀气道不通，痰浊上蒙，闭阻清窍而致。症见神识朦胧，神昏谵语，甚至昏迷，呼吸急促或伴痰鸣，舌青紫，脉弦滑数。治宜清热豁痰，开窍醒神。方用导痰汤加减，常用药有石菖蒲、郁金、竹茹、天竺黄、胆星、茯苓、法半夏、橘红、枳实、甘草等。同时配服苏合香丸，每次1丸，每日1～2次。若症见烦躁不安，抽搐，脉细数，为肝风内动、痰火上扰，治宜平肝熄风，清热止痉，豁痰开窍。方用羚羊钩藤汤（羚羊角、钩藤、生地、川贝、桑叶、菊花、白芍、竹茹、茯神、甘草）合至宝丹。若伴高热神昏者，可合用安宫牛黄丸，每次1丸，每日1～2次。这一证型多见于肺心病合并肺性脑病者。

（4）阳气欲脱型。肺虚及心，气损及阳，痰瘀互结，抑遏心阳，阳气欲脱而致。症见喘促气急，面色晦暗，口唇紫绀，四肢厥冷，大汗淋漓，舌紫暗或淡黯，脉沉细数，或脉微欲绝之喘脱危候。治宜回阳救逆，益气固脱。方用四逆汤合生脉散加减。常用药有熟附子、人参、干姜、茯苓、麦冬、煅牡蛎、煅龙骨、五味子、炙甘草等。同时配合服用黑锡丹，每次1丸，每日1～2次。这一证型多见于肺心病并发循环衰竭（休克）者。

（5）热瘀伤络型。因肺胀日久不愈，痰郁化热，灼伤络脉，使血液不循常道而外溢，即所谓"阳络伤则血外溢，阴络伤则血内溢"。症见皮肤瘀斑，吐血，便血，舌红绛，苔少或无苔，脉细数。治宜清热凉血，活血止血。方用犀角地黄汤、泻心汤加减。常用药有犀角（可用水牛角代）、生地、丹皮、赤芍、黄芩、大黄、黄连、山栀子等。若失血过多而见面色苍白、头晕乏力、自汗出、舌淡紫、脉数无力者，可加黄芪、党参、当归以益气摄血。这一证型多见于肺心病并发应激性溃疡出血者。

2.缓解期

此期因邪气已去，或邪未尽去，而脏气已虚，故以调补脏气、兼清余邪为主。若肺胀喘促日久，由肺及肾，肺肾两虚型者，可见喘咳气短，活动后加重，或有少量泡沫痰，腰膝酸软，或畏寒肢冷，舌淡，脉沉细等。治宜补肺益肾，佐以活血化瘀。方用补肺汤加减。常用药有黄芪、紫菀、人参、熟地、五味子、桑白皮、丹参、桃仁、淫羊藿、巴戟天、核桃肉等。

若肺胀由肺及脾,肺脾两虚者,可见平素容易感冒,胸闷气短,痰白黏稠,腹胀纳呆,四肢乏力,苔白,脉滑或细而无力。方用六君子汤合玉屏风散健脾化痰,益气固表。常用药有黄芪、党参、白术、茯苓、陈皮、法半夏、砂仁、炒扁豆、防风、炙甘草等。

若肺胀日久不愈,伤及肺阴,肺阴亏虚者,可见口干,心烦,手足心热,舌红苔少,脉细数。方用沙参麦冬汤以养阴清热。常用药有沙参、麦冬、生地、扁豆、党参、花粉、玉竹、桑叶、炙甘草等。

若肺胀日久,损及心肺,气阴两虚者,可见心中悸动,气短乏力,脉沉细或结代。方用炙甘草汤以益气养阴,通阳复脉。常用药有黄芪、紫菀、党参、桂枝、炒枣仁、茯苓、丹参、大枣、火麻仁、阿胶、炙甘草等。

十七、中医治喘十六法探微

喘证是以呼吸急促、困难,甚至张口抬肩、鼻翼扇动为特征的一种病证,常见于某些急性或慢性疾病如支气管肺炎、慢性阻塞性肺气肿、慢性肺源性心脏病等,中医对此病证的治疗早有记载,且内容丰富,治法颇多,笔者通过整理历代有关文献并结合自己的临证心得,对喘证古今治法进行论述。

(一)宣肺散寒法

此法适用于因外感风寒、卫阳被遏、肺气失宣而作喘者。症见喘急胸闷,咳嗽痰白、清稀起沫,初起兼见恶寒头痛,无汗,口不渴,苔薄白,脉浮紧等。张仲景《伤寒论》中针对伤寒中风太阳表实证,创立了麻黄汤主治。唐宋以后治疗寒喘之方多在此方基础上增减,如三拗汤、华盖散、九宝汤等。常用药物有麻黄、杏仁、桂枝、苏叶、橘皮、桑白皮、炙甘草等。

（二）宣肺清热法

此法适用于痰热内蕴、风寒束表而作喘者。症见恶寒身痛，咳嗽气喘，心烦口干，舌苔黄白相兼，脉浮紧或沉数，即前人所谓"寒包火证"。常以清热宣散之法治疗，遣方用药每多寒温并投。如《摄生众妙方》之定喘汤，就是临床常用的寒热并治的代表方。此外，还有麻杏石甘汤、五虎汤、黄芩半夏汤等。常用药物有麻黄、杏仁、苏子、白果、黄芩、半夏、生石膏、桑白皮、甘草等。

（三）清肺泻火法

此法适用于肺经热邪炽盛、肺气奔迫、上逆而作喘者。症见气逆而喘，咳嗽喉干，五心烦热，口渴引饮，苔黄，脉滑数等。《医学入门》谓喘证实火"宜清肺泻胃"，因肺与胃相关，肺脉起于中焦，还循胃口，故不独肺脏有热可致喘，如胃腑火热炽盛，循经上扰于肺，也可致喘，故清肺多兼泻胃。常用方剂有桑白皮汤、泻白散、加减泻白散、白虎汤等。常用药物有桑白皮、地骨皮、生石膏、知母、黄芩、杏仁、贝母、甘草等。

（四）清热涤暑法

此法适用于夏季中暑者。症见突觉闷瞀不适，喘促汗出，身热肢倦，小便短赤，脉濡数。夏季炎暑当令，耗气伤津，一旦感受暑邪，火热内盛，津气亏乏，气失肃降，即可上逆而为喘。古人治疗暑喘，常推崇张仲景白虎汤，明、清以后亦有用《太平惠民和剂局方》中所载香薷饮者。常用药物有香薷、厚朴、黄连、扁豆、生石膏、知母等。

（五）解表化饮法

此法适用于内有水饮、外感风寒者。症见恶寒发热，头身疼，无汗，咳嗽气喘，痰多清稀或呈泡沫状，或面目浮肿，舌苔白滑，脉浮紧或弦。张仲景《伤寒论》创小青龙汤主治，对慢性支气管炎、支气管哮喘的发作颇有疗效，有类似氨茶碱的作用。此外，还有小青龙加石膏汤、越婢加半夏汤等。常用药物有麻黄、桂枝、白芍、半夏、细辛、五味子、生姜、生石膏等。

（六）泻肺逐饮法

此法适用于饮邪迫肺、肺气壅滞而见喘息不得卧、胸膈满闷、痰涎涌盛、脉滑有力者。《金匮要略》中所载葶苈大枣泻肺汤为本法之代表方，十枣汤、控涎丹亦常用。临床应用以饮邪壅实而正气不虚且无表证者为宜。常用药物有葶苈子、甘遂、大戟、芫花、白芥子等，多研末调服。

（七）泻下通便法

此法适用于肺热移于大肠，使大肠传导失司、腑气不通，反碍于肺气之肃降，或大肠积热，燥屎内结，腑热蒸迫于肺，使气失清肃而发喘促者。症见腹胀喘满，痰涎壅盛，纳呆口苦，口渴喜饮，潮热便秘，小便黄赤，苔黄厚而干或黄燥，脉滑实或洪大等。此法即"泻表安里"法，因肺与大肠相表里，通过泻大肠（表），使肠中积热消除，肺（里）气安宁，清肃下行，则喘促自平。常用方剂有大承气汤、小承气汤、宣白承气汤等。常用药物有大黄、生石膏、枳实、厚朴、杏仁、瓜蒌、芒硝等。

（八）降气化痰法

此法适用于痰壅气滞、喘咳痰多、黏稠难咯、胸中窒闷、恶心纳呆、口黏无味、苔白腻、脉滑者。痰由气而生，气因痰而滞，故治痰必治气，气降则痰消，痰消则气亦顺，痰、气二者相须为用，此乃治实痰作喘之要。常用方剂有杏子厚朴汤、二陈汤、三子养亲汤、导痰汤等。常用药物有杏仁、陈皮、半夏、厚朴、苏子、茯苓、莱菔子、白芥子等。

（九）开郁降气法

此法适用于因情志失调、忧思气结或恼怒气逆而作喘者，症见突然胸满气促、咽中不适如有痰黏、咯之不出、吞之不下、脉弦等，此即《黄帝内经》所谓"怒则气上"。治宜开散或润降之法，常用方剂有四磨饮、四七汤、廓清饮等。常用药物有厚朴、枳实、槟榔、陈皮、半夏、沉香、乌药等。

（十）行气利水法

此法适用于水湿内停、上迫于肺者。症见喘咳胸满，难以平卧，肢体浮肿，小便短少，苔白，脉沉缓。《鸡峰普济方》曰："若但坐而不得卧，卧而气上冲者，是水气之客肺经也。"指出水气致喘之证候与机理，治宜行气利水，水去则气降喘平。常用方剂有五苓散、渗湿汤、神秘汤等。常用药物有桂枝、白术、茯苓、陈皮、桑白皮、紫苏、泽泻等。

（十一）温阳利水法

此法适用于脾肾阳虚、气不化水、水邪迫肺而作喘者。症见喘促气短，浮肿腰以下甚，形寒肢冷，腹胀便溏，小便短少，脉沉细等。《类证治裁》认为"水病喘满，肾邪犯肺，宜通阳泄浊"，《明医杂著》则主张"治当实脾行水为主"，说明温阳有温肾与温脾之不同。常用方剂有真武汤、济生肾气丸、实脾饮等，前二方偏于治肾，后一方偏于治脾。常用药物有熟附子、桂枝、白术、白芍、车前子、茯苓、生姜、泽泻等。

（十二）补肺益气法

此法适用于久病体弱、气虚不足以息、喘促气短、言语无力、咳声低微、自汗畏风、舌淡嫩或边有齿印、脉软弱者。《景岳全书》认为，气虚发喘之治"当以养为主"。常用方剂有独参汤、生脉散、补肺汤等。常用药物有人参、黄芪、麦冬、五味子、紫菀、熟地等。

（十三）滋阴清热法

此法适用于久病肺胃阴伤或肾阴亏损、虚火上炎者。症见气逆喘促、咳嗽少痰，面红喉干，咽喉不利，舌红苔少或光红无苔，脉细数。《金匮要略》创麦门冬汤主治，《医宗必读》则主张用六味地黄丸，以"壮水为亟"。常用方剂还有玉女煎、知柏地黄汤等。常用药物有人参、麦冬、生地、熟地、山茱萸、丹皮、山药、知母、黄柏等。

（十四）温补脾肺法

此法适用于脾肺虚寒、痰白量多、稍有动作则喘嗽频促、四肢逆冷、脉沉细或细弱者。此证以痰浊为标，脾肺气虚为本，属虚痰作喘，故治疗重在求本。常用方剂有理中汤、附子理中汤、六君子汤等。常用药物有党参、干姜、白术、茯苓、陈皮、熟附子、半夏、炙甘草等。

（十五）补肾纳气法

肾主纳气，为气之根。此法适用于肾阳虚弱无以纳气归元，以致气失摄纳、上浮而作喘者。症见喘促久不愈，呼多吸少，动则喘息更甚，气不得续，形神疲惫，汗出肢冷，舌淡胖苔白，脉沉细等。治宜温肾助阳，纳气平喘，用"益火归元法"。常用方剂有《金匮要略》中所载肾气丸、右归丸、右归饮等，三方均偏于温补肾阳，用之于喘证，尚需酌加人参、胡桃、蛤蚧、破故纸、五味子等纳气平喘之品。

（十六）助阳镇逆法

此法适用于真阳衰微、阴寒内盛、肾失摄纳、浊阴上泛而喘逆者。症见痰壅气喘，躁扰面赤，汗多肢冷，夜尿频数，脉沉微或浮大无根等。《太平惠民和剂局方》中所载黑锡丹、养正丹为代表方，尤其黑锡丹深为后世医家所推崇，清代俞嘉言对此方评价很高，认为"凡遇阴火逆冲、真阳暴脱、气喘痰鸣之急证，舍此再无他法之可施"。临床常用以治疗重症喘证。挟实者，可用苏子降气汤送服；喘脱者，则可合参附龙牡汤治疗。常用药物有黑锡、阳起石、硫黄、熟附子、肉桂、葫芦巴、沉香、肉豆蔻、破故纸等。

十八、论胃痛的证治

胃痛是以胃脘部近心窝处经常发生疼痛为主要临床表现的一种病证，

俗称胃病。胃痛常见于各种消化道疾病中，包括食道炎，胃、十二指肠的急性或慢性炎症溃疡，急性或慢性胰腺炎，胃癌等，以下结合个人临床经验，对胃痛的中医辨治进行论述。

（一）脾胃的生理功能与病理特性

胃痛病位在胃，但与脾关系密切，故首先要明确脾胃的生理功能与病理特性。脾与胃同居中焦，属土，通过经络之联系，构成表里关系。脾为脏属阴，胃为腑属阳。其生理特性各不相同，脾喜燥恶湿，胃喜润恶燥，燥湿相济，以维持中焦的和谐环境。其生理功能主要是维持气机之升降。脾主运化、升清（脾气散精），胃主受纳腐熟、降浊（胃气降浊）。脾气宜升，以升为用，胃气宜降，以降为顺，升降相因，共同完成食物的消化、吸收与排泄等生理过程。

脾与胃的病理特性可用4个"易"字概括。一是易虚易实，因脾脏藏精而不泻，易损而致虚（运化无权，气血乏源），胃腑泻实而不藏，易伤而致实（气失和降，邪气壅实）。二是易寒易热，脾为阴土，以阳气为本，脾气损则生寒（运化无力，寒湿内生）；胃为阳土，以阴津为本，胃阴伤则生热（津少阴亏，虚热内生）。脾与胃的病理表现也可归纳为2个方面：一是脾胃之功能障碍，运化失司，易为宿食、湿热、痰湿、瘀血等实邪阻滞，使中阳被遏。二是脾胃之功能不足，脏气亏损如脾胃气虚、阳虚、阴虚等，运化无力，使化源亏乏。

因此，熟悉脾与胃的生理病理特性，溯本求源，审因论治，是治疗胃痛取得成效的首要环节。

（二）胃痛的病机特点及其演变规律

胃痛一证，多由外邪侵袭、饮食不节、情志失调、病后失调等因素诱发。其病机特点为脾胃或肝胃不和，气机不畅，升降失调，不通则痛，或久患胃病，阴阳气血失调，胃络失养，不荣则痛。归纳其病因病机，有以下几个方面。

1. 外邪所伤

寒邪侵袭，或湿热伤中，使脾胃受损，寒凝气滞，或热壅血瘀，气机不畅，不通则痛。

2. 饮食所伤

暴饮暴食，或过食肥甘厚味，或酗酒不节，或服药不当，使脾胃受损，气机不和，升降失调，运化失司，中阳被遏，不通则痛。

3. 情志所伤

情志抑郁，或郁怒不欢，肝气郁结，疏泄不利，横逆乘脾犯胃，使肝脾不调，肝胃不和，气机不畅，不通则痛。

4. 病后失调

胃痛后治疗不当，或病瘥后失于调理，以致脾胃一损再损，中气亏虚，运化无力，气血乏源，胃络失养，不荣则痛。

上述病机中，以饮食所伤和情志所伤最为常见。其病机演变常有规律可循：因于饮食，食滞不化，内生痰湿，郁而化热，可致湿热胃痛。因于情志，肝胃不和，气机郁滞，气郁化火，可致肝胃郁热胃痛。湿热或郁热进而伤及胃阴而导致阴虚胃痛；伤及胃络则导致瘀血胃痛，终致脾胃虚损，而出现脾胃气虚或中焦虚寒胃痛。综上所述胃痛病机的演变多以因实而致虚、因虚而致实为特点，其病性多寒热夹杂，虚实兼夹，错综复杂。

（三）胃痛的中医辨治

1. 辨证要点

胃痛常反复发作，缠绵难愈。其证候多虚实兼夹，寒热夹杂。因此，辨证当明脾胃之寒热虚实，有邪或无邪，在脾或在胃，在气或在血。寒证多见绞痛、冷痛，喜温，多与寒邪凝滞有关。热证多见灼痛、剧痛，喜凉，多与湿热或郁热内蕴有关。虚证多见隐痛、闷痛、灼痛，时作时止，喜按，多与气虚、阳虚、阴虚等有关。实证多见胀痛、绞痛、钝痛，痛无休止，拒按，多与气滞、寒凝、食滞、郁热、瘀血等有关。有邪多属实，无邪多属虚；在脾多虚，与气虚、阳虚有关，在胃多实，与邪热、阴虚有关；在气多气滞、气逆，在血多血瘀，或吐血、便血。

2.治疗要点

（1）治疗宜谨守"以通为用"的原则，以调畅气机为大法。寒者温之，热者寒之，有邪者祛之，无邪者补之，在脾者补之运之，在胃者和之降之，在气者调之，在血者理之。

（2）用药宜根据脾胃的生理病理特点，临证当以"二十四字诀"为用药原则，即"燥湿相济、寒温并投、虚实兼顾、升降相宜、气血调和、以平为期"。也就是说，用药宜不偏不倚，以平和为贵。

（3）遵循先贤古训，如《景岳全书·心腹痛》中有"痛证有寒热，误认之则为害不小。盖三焦痛证，因寒者常居八九，因热者十惟一二"的告诫，强调胃痛以寒为主，为温中法的应用奠定了基础。

3.分型论治

（1）实证。临床分为寒凝气滞、食滞胃络、肝胃不和、脾胃湿热、瘀阻胃络等证型。

①寒凝气滞型。多与寒邪客胃、贪凉饮冷或素体胃寒有关。症见胃痛暴作，伴恶寒喜暖，脉弦紧等。治宜散寒止痛，方用良附丸合藿香正气散。

②食滞胃络型。多与暴饮暴食，过食肥甘或因冷伤中、食滞不化致胃络受损有关。症见胃痛胀满，嗳腐吞酸，厌食，苔白腻或垢浊，脉滑等。治宜消食导滞，方用保和丸或楂曲平胃散。

③肝胃不和型。多与情志不调有关。症见胃胀闷或痛，走窜不定，嗳气频作，脉弦等。治宜疏肝理气，和胃止痛，方用四逆散合四君子汤或柴芍六君子汤。

④脾胃湿热型。多与气郁化热、邪热犯胃，或湿热蕴胃、气失调畅有关。症见胃痛灼热，烦躁易怒，口苦口干，舌红，苔黄腻等。治宜清热和胃，理气止痛，方用半夏泻心汤加味或胃炎康合剂（自创验方）。

⑤瘀阻胃络型。多与久患胃痛，热伤胃络或气滞日久、瘀血内停有关。

症见胃痛如刺，入夜尤甚，唇舌紫暗或有瘀点瘀斑。治宜活血化瘀，理气止痛，方用失笑散、丹参饮加三七、花蕊石。

（2）虚证。多与久病胃痛、反复发作、迁延不愈有关，临床可分为脾胃气虚、阳虚中寒、胃阴亏虚 3 个证型。

①脾胃气虚型。多与久患胃痛、脾胃受损、运化无力有关。症见胃痛隐隐，喜温喜按，多食则胃胀，舌淡或边有齿痕，脉细弱等。治宜益气健脾，和胃止痛，方用香砂六君子汤或胃痛灵合剂（自创验方）。

②阳虚中寒型。多与久患胃痛、伤及脾胃、中焦虚寒有关。症见脘腹冷痛，泛吐清水，手足不温，大便稀溏，舌淡胖，脉沉细等。治宜温中散寒，健脾和胃，方用黄芪建中汤或理中汤。

③胃阴亏虚型。多与胃痛日久，胃阴亏损，或郁热伤阴、胃失濡养有关。症见胃痛隐隐，口燥咽干，干呕，舌红苔少等。治宜养阴生津，和胃止痛，方用麦门冬汤合百合乌药汤或一贯煎合芍药甘草汤。

（四）胃痛的中医验方治疗

根据胃痛的生理病理特点和临床治疗"二十四字决"，结合笔者多年临床实践经验，常用自拟胃痛灵、胃炎康、胃炎平等系列验方治疗慢性胃炎，获效令人满意。

1. 胃痛灵

药物组成：党参 15 g，白术 10 g，陈皮 6 g，茯苓 15 g，砂仁 5 g，法半夏 9 g，柴胡 10 g，白芍 15 g，木香 6 g，煅瓦楞子 15 g，蒲公英 15 g，炙甘草 5 g。每日 1 剂，水煎，放水 700 ～ 800 mL，煎取 200 mL，分 2 ～ 3 次温服。适用于慢性胃炎胃痛，症见胃痛隐隐、嗳气泛酸、喜温喜按、舌淡红、苔微黄、脉虚弦而属脾虚胃热证者。

2. 胃炎康

药物组成：党参 15 g，黄芩 10 g，茯苓 15 g，砂仁 5 g，法半夏 9 g，干姜 5 g，黄连（或山栀子）5 g，白芍 15 g，浙贝 10 g，海螵蛸 15 g，大枣 6 g，炙甘草 5 g。每日 1 剂，水煎，放水 700 ～ 800 mL，煎取 200 mL，分 2 ～ 3

次温服。适用于慢性胃炎，症见胃脘灼痛、嗳气泛酸、渴喜冷饮、舌稍红、苔黄腻或厚浊、脉弦滑或沉细滑而属脾胃湿热证者。

3. 胃炎平

药物组成：太子参 15 g，黄芩 10 g，山栀子 10 g，桂枝 10 g，炙甘草 5 g。每日 1 剂，水煎，放水 700～800 mL，煎取 200 mL，分 2～3 次温服。适用于各种慢性胃炎，症见胃脘痛急、渴喜冷饮、或伴嗳气泛酸、舌稍红、苔薄黄、脉沉弦或沉滑而属脾虚胃热证者。

总之，胃痛之因多与饮食、情志有关，尤其是饮食。由于其病常反复发作，且止痛易而根治难，故应着眼于长期防治。要遵循"三分治七分养"的调治原则，注意节饮食、不偏食，倡导细嚼慢咽，切忌狼吞虎咽，养成良好的饮食卫生习惯。同时要戒愤怒，忌抑郁，保持心情舒畅，这样才能远离胃痛，却病而自安。

十九、试论消化性溃疡出血后的调治

消化性溃疡出血是胃、十二指肠溃疡最常见的并发症之一，临床主要表现为吐血与黑便，属于中医急症"血证（吐血、黑便）"范畴。中医治疗血证，推崇清代著名医家唐容川的"止血、消瘀、宁血、补虚"四大法则。四大法则的运用在血证的出血期与出血停止期两个不同阶段应各有侧重。出血期的治疗应以止血为第一要法，并根据出血病因的不同，分别采用清热止血、化瘀止血、固摄止血等方法。而出血停止期即止血后，调治当以补虚为要务，并针对出血后的病理特点，健脾养胃培其根本，并辅以化瘀、清热、宁络之法治其标，以防出血之再发。以下结合相关临床经验，对消化性溃疡出血后的辨证论治进行阐述。

（一）出血期的病因分析

就临床所见，消化性溃疡出血的病因不外乎以下几个方面。

1. 饮食因素

如饮酒过多或恣食辛辣厚味，一则容易影响脾胃运化，致湿聚生热，湿热内蕴，日久熏灼胃络，迫血妄行而致吐血、黑便；二则直接损伤脾胃，使脾胃虚弱，统摄无权，以致血液不循常道，溢出脉外而发生吐血、黑便。诚如《临证指南医案·吐血》所云："酒热戕胃之类，皆可助火动血。"

2. 情志因素

因情志失调，气盛于内，"气有余便是火"，火动于内，气逆于上，迫血妄行而成吐血、黑便。如郁怒伤肝，肝气横逆犯胃，损伤胃络，可致吐血。故《素问·举痛论》说："怒则气逆，甚则呕血。"

3. 劳倦过度

因过于劳累，损伤脾胃，脾气虚弱，不能摄血以归经，血液外溢而成吐血、便血。即《景岳全书·血证》所谓："损者多由于气，气伤则血无以存。"

4. 久病不愈

久患胃病，经年不愈，久痛入络，胃络受伤，血不循经而溢于脉外，亦可致吐血、黑便。

（二）出血期的病机要点

消化性溃疡出血的病理基础为脾胃络脉受损，络破血溢。因引起出血的病因不同，又有不同的病机特点。

1. 胃络受损，气血亏虚

因气为血之帅，血为气之母，二者相辅相成。气虚不摄，脾胃络伤，血溢脉外，气无以载，气随血脱，遂致气血两亏。因此，脾胃络伤气血亏虚，是出血后的主要病理特点之一。

2. 瘀血内阻，血不循经

络脉伤则血行不畅，易致瘀血内停，或络伤血溢之后，离经之血积于胃肠，不能及时消散，亦可致瘀血内阻，血不循经而易再发出血。

3.脾虚热羁，血络不宁

热灼络伤而致脾胃气损，出血之后，一则脾胃虚弱不运，二则湿热内郁不清，以致脾虚与湿热相互兼挟，呈现寒热虚实错杂的病理特点。

（三）出血停止期的诊治

这一时期，中医治血四大法则的运用，对消化性溃疡出血患者的进一步康复尤为重要。临床上可分为以下 4 种证型。

1.脾虚血亏型

此证常见于中度或重度出血患者。症见面色萎黄不华，头晕乏力，活动后尤甚，纳谷乏味或食不知饥，脘痞腹胀，食后尤甚，大便溏而不实或排便无力，舌淡，苔白，脉细弱或濡软无力。治宜健脾养胃，益气生血。可用五味异功散合当归补血汤。若头晕较甚，可重用党参、黄芪以益气生血；若脘腹痞胀，可加砂仁、木香以理脾和胃；若食后腹胀或食不知饥，可加炒麦芽、神曲、鸡内金以和胃消食；若脘腹隐痛缠绵，不时发作，可合用良附丸以温中止痛。

2.络伤瘀停型

此证在出血前常有较长时间的胃痛史，所谓"久痛入络"，一般出血后，胃痛可减轻或消失。但此类患者出血后，因络脉受损，瘀血停滞，气机不和，故血止后仍可有胃痛。症见胃脘疼痛，固着不移，食后或入夜明显，食少乏力，舌淡暗或边有瘀点瘀斑，脉象细涩。治宜健脾养胃为主，佐以化瘀止痛，可用五味异功散合失笑散。若瘀阻较甚，胃痛较剧，可加延胡索、三七、花蕊石以化瘀止痛；若气血亏虚明显，可加黄芪、当归以补气生血；若食少或食后作痛，可加炒山楂、鸡内金、炒麦芽以消食导滞，和胃止痛。

3.寒热错杂型

此证多因患者脾胃素有湿热内蕴，复因酒食所伤或恣食辛辣而致出血。症见脘腹痞闷，时或疼痛，有烧灼感，嗳气泛酸，口苦口干，神疲乏力，面色萎黄，大便干结或先硬后溏，舌苔黄白相兼或浊腻而黄，脉濡数或缓滑无力。治宜健脾养胃，清热和中。可用五味异功散合左金丸、半夏泻心汤。若胃脘灼痛，加蒲公英、延胡索、白芍等以清热缓急止痛；若泛吐酸水，加煅瓦楞子、海螵蛸、法半夏等以理气制酸，和胃降逆。

4. 胃虚阴亏型

此证多见于久患胃痛，郁热伤阴而吐血、便血的患者。症见脘腹隐痛或灼热，入夜明显，口干但不欲饮，饥不欲食，大便干结，面色苍白，舌淡而中有裂纹，苔少或舌中有剥脱苔，脉细。治宜养阴和胃，健脾安中。可用芍药甘草汤合五味异功散。若脘腹隐痛，加百合、乌药、延胡索以养阴和胃，理气止痛；若口干，加花粉、石斛以生津止渴；若食不知饥，加山药、鸡内金等以消食和胃；若大便干结，加火麻仁、花粉，或重用白芍。

以上各证型均可酌加白及或兑服白及粉，以敛溃生肌，和养胃气，使消化性溃疡易趋愈合，以防出血之再发。

总之，消化性溃疡出血停止期的调治，应以调补脾胃为务，笔者临证恒以五味异功散为主加减，乃因本方具有补气运脾、理气和胃之功，其药性平和，补而不滞，确为调补脾胃之良方。但因本病每多挟瘀挟热之变，故临证多呈虚实兼夹、寒热错杂之候，治疗当虚实兼顾，寒热并筹。笔者认为，出血后的调治，当注意以下 3 个方面：一是血止中虚，勿忘健脾养胃。因出血之后，徒以补血，不但无功，反会呆胃滞脾，故治疗理当健脾养胃，以资化源，使脾胃生机旺盛，化源充沛，则气血自能复原。二是血止瘀留，勿忘化瘀行血。使气血流通，瘀血消散，脾胃气机调和，疼痛自可消除。三是血止热羁，勿忘清热宁络。使郁热清除，血自安宁而不复潮动，脾胃功能自可恢复。

二十、慢性肾小球肾炎的中医辨证论治观

慢性肾小球肾炎简称慢性肾炎，是一种由于机体（特别是肾小球）对某些致病原的免疫与感染反应，引起肾小球炎症性损害的疾病，临床表现主要有浮肿、蛋白尿、血尿、管型尿、高血压及不同程度的肾功能损害等。中医辨证因其具体症状的不同而异，以浮肿为主者，当属"水肿"病证范畴；无浮肿或浮肿消退后，但见神倦、乏力、头晕、腰痛、怕冷、面色无华者，属"虚劳""腰痛"病证范畴。笔者结合临床经验，对慢性肾炎的辨治进行论述。

（一）慢性肾炎的中医病因病机

1. 水肿期

慢性肾炎水肿期的病理基础是脾肾阳虚、水液泛溢，属于正虚邪实。引起脾肾阳虚的原因主要有以下4类。

（1）外邪（包括风寒、风热、湿热等）侵袭，由卫及肺，传入肾经，伤及肾气。

（2）阳水久延，内困脾肾，伤及阳气。

（3）劳倦过度，饥饱不调，脾气亏损。

（4）生育不节，房劳过度，肾气内伤等。

由于脾肾阳气亏虚，脾虚则健运失司，无以运化转输水精，肾虚则开合不利，无以化气行水，以致水液失却正常的输化，遂停于体内，泛溢肌肤而为水肿，正如《诸病源候论·水肿病诸候》所云："水病无不由脾肾虚所为，脾肾虚则水妄行，盈溢皮肤而令身体肿满。"如水湿内盛，迫精外泄，或水湿内停，留恋不去，使脏腑气化功能失常，脾失转输精微之职，肾失固藏精微之权，则精血津液等精微物质流失，即可形成蛋白尿、血尿等。如脾肾阳虚日久不愈，进而阳气衰败，湿毒上逆，冲犯胃腑，蒙蔽心包，则可见呕吐不食、尿闭甚至神昏，而发展成为关格，即尿毒症。

2. 无水肿期

无水肿期的病理基础是脾肾亏损，气血不足，以正虚为本。因脾肾阳气不足，不能生化精血，以充养脏腑、经络，以致五脏俱虚，经络失养，故可见面色无华、头晕乏力、纳呆、腰痛怕冷等证候，而转为"虚劳""腰痛"等病证。

（二）慢性肾炎的中医辨证论治

1. 水肿期

肺为水之上源，主通调水道；脾居中焦，主运化水湿；肾居下焦，主蒸化水液。肺、脾、肾三脏功能失调，水液代谢失常，泛溢肌肤，则可形成水肿。因此水肿期的治疗，重在治肺、治脾、治肾。

（1）肺卫失宣型。症见面部及四肢浮肿，腰以上为显，小便短少，兼见恶寒无汗，或咳喘，或咽喉红肿疼痛，舌苔薄白或薄黄，脉浮滑或浮数。多见于慢性肾炎急性发作期。治宜宣肺利水。方用越婢术汤、麻黄连翘赤小豆汤等，常用药有麻黄、生石膏、白术、赤小豆、连翘、桔梗、生姜皮、大枣、车前子、甘草等。

覃某，男，27 岁，已婚。因咽喉疼痛，伴面部浮肿 4 天而于 1989 年 3 月 6 日来诊。病初感咽喉干痛不适，恶风发热，口干口苦，小便短赤，次日晨起觉眼睑及面部浮肿，肢体困重，午后两下肢微肿。诊见面部及眼睑浮肿，面色微赤，口唇干红，舌红，苔薄腻微黄，脉浮滑而数。尿常规检查示尿蛋白（4+），红细胞（2+），颗粒管型少许。西医诊为慢性肾炎急性发作。中医辨证属风热犯肺，肺卫失宣。治宜散风清热，宣肺利水。处方：麻黄 6 g，白术 10 g，生石膏 30 g，银花 15 g，连翘 15 g，桔梗 10 g，车前子 15 g，蝉蜕 6 g，白茅根 30 g，甘草 5 g。服药 12 剂，浮肿诸证消失，尿常规复查各项指标均正常。

按语：此例为风热邪毒外袭，肺卫失宣所致。临床表现为面部及眼睑浮肿明显，并伴有咽痛、恶风发热等表证，辨病属阳水之风水泛滥证。治宜以宣肺利水为主。方以麻黄、桔梗、蝉蜕宣肺透卫；配以生石膏清泄肺热；

银花、连翘清热解毒；白术、车前子、白茅根健脾渗湿，清热利水；甘草调和诸药。诸般配伍，可散风透热，宣通肺气，通调水道，故能药到病除。

（2）脾虚湿困型。症见肢体浮肿，按之凹陷不易恢复，脘腹胀满，纳呆泛恶，倦怠乏力，大便或溏，小便短少，舌淡，苔白或腻。治宜健脾利水。方用参苓白术散、防己茯苓汤等。常用药有党参、黄芪、白术、茯苓、薏苡仁、山药、防己、陈皮、砂仁、甘草、益母草等。

韦某，男，31岁，已婚。因面部、四肢浮肿5天而于1990年9月6日来诊。既往有肾炎病史，近5天因工作劳累而渐觉肢体困重，面部及四肢浮肿，腰以下为甚，伴脘闷腹胀，食后明显，纳少，大便时溏，舌淡红边有齿印，苔白微腻，脉沉缓少力。尿常规检查示尿蛋白（3+），红细胞（2+），颗粒管型（1+）。西医诊为慢性肾炎。中医辨证属脾虚不运，水湿内困。治宜益气补中，健脾利水。处方：党参15g，黄芪15g，白术15g，茯苓15g，防己10g，薏苡仁20g，山药15g，陈皮6g，益母草30g。服药18剂，浮肿消退，脘腹闷胀诸证悉除。尿常规复查各项指标均正常，临床治愈出院。

按语：此例为劳倦伤脾，脾虚湿困所致。临床表现为腰以下肿尤甚，伴有脘腹胀满、纳呆泛恶、大便溏、小便小、苔白腻、脉沉缓等脉证，病属阴水。治宜以健脾利水为主。方以党参、黄芪、白术、山药益气补中，健脾和胃；茯苓、薏苡仁、防己利水渗湿；陈皮、益母草理气活血，利水消肿。诸药配伍，共奏益气补中、健脾利水之功，方药切当，故获痊愈。

（3）脾肾阳衰型。症见面浮肢肿，腰以下肿甚，按之凹陷不易恢复，腹部胀大，脘闷纳呆，或头晕目眩，心悸气促，腰痛酸冷，神疲怯寒，面色苍白或灰滞，大便溏薄，小便不利，舌淡胖，苔白润，脉沉细。治宜温运脾肾，化气行水。方用实脾饮、真武汤等。常用药有熟附片、党参、白术、茯苓、大腹皮、薏苡仁、厚朴、苏叶、益母草等。

周某，女，17岁。因遍身浮肿10余天而于1976年2月住院治疗。初病浮肿先见于面部、眼胞，继而累及腹部、四肢，腹大状若怀孕七八个月，脘闷纳呆，心悸头晕，腰部冷痛，神疲怯寒，小便短少，面白无华，舌淡胖，苔白而润，脉沉细。尿常规检查示尿蛋白（4+），红细胞（1+），颗粒管型（1+）。西医诊断为慢性肾炎。中医辨病诊为阴水，属脾肾阳衰、水湿停聚之候。治宜温运脾肾、化气行水。处方：熟附片 10 g，党参 15 g，白术 15 g，茯苓 15 g，大腹皮 15 g，薏苡仁 15 g，厚朴 10 g，苏叶 5 g（后下），益母草 20 g，车前子 15 g（包煎），白茅根 15 g。水煎服，每日 1 剂。服药 8 剂后，浮肿悉退，饮食、二便均转正常。尿常规复查各项指标均正常。

按语：此例为脾肾阳气虚惫，斡旋无力，水湿内盛所致。临床表现为遍身浮肿，以腹部四肢明显，伴有脘闷纳呆、腰痛怯寒、舌淡胖，脉沉细等脾肾阳虚脉证。治宜以温运脾肾、化气行水为主。方以附片、党参温阳益气，振奋脾肾；白术、茯苓、薏苡仁健脾渗湿；厚朴、苏叶、大腹皮行气除满；益母草、白茅根、车前子活血利水。诸般配伍，以奏温运脾肾、化气行水之功。因配伍得当，故而药到病除。

（4）阳虚浊逆型。症见面浮肢肿，胸闷腹胀，呕吐不食，尿闭，面色㿠白或灰滞，四肢不温，舌淡白无华，苔厚腻或浊，脉沉细无力。多见于尿毒症期。治宜温阳泄浊，和胃降逆。方用旋覆代赭石汤、大黄附子汤等。常用药有旋覆花、代赭石、熟附片、党参、大枣、干姜、大黄、法半夏、益母草、炙甘草等。

韦某，男，46 岁。患肾炎 8 年，因反复呕吐，不能进食 3 天而于 1986 年 3 月 3 日来诊。诊见呕吐频繁，不能进食，胸闷腹胀，伴颜面及下肢浮肿，面色灰滞，尿闭，舌淡胖，苔白厚腻，脉沉细而数。检查示血尿素氮 65 mg/dl（1 mg/dl=88.4 mmol/L，下同），肌酐 7 mg/dl；尿常规检查示尿蛋白（4+），红细胞（1+），颗粒管型（2+）。西医诊断为慢性肾功能衰竭（尿毒症）。中医辨病诊为阴水，辨证属肾阳虚衰、湿浊上逆。治宜益气温阳，泄浊降逆。方用旋覆代赭石汤合大黄附子汤加减：熟附子 10 g，旋覆花 10 g（包煎），大黄 10 g，茯苓 15 g，党参 15 g，法半夏 10 g，益母草 15 g，炙甘草 5 g。水煎服，每日 1 剂。服药 3 剂，呕吐停止，能进食，小便增多。守方略作加减，连服 30 剂，浮肿消退，诸证明显好转。血尿素氮、肌酐数值复查明显下降，尿常规复查各项指标均正常。

按语：此例为肾病日久，阳气虚惫，湿浊上逆，冲犯胃腑所致。临床表现为呕吐不食、胸闷腹胀、面色灰滞、尿闭、苔白厚腻、脉沉细等肾阳虚衰脉证，故治宜以温阳降浊为主。方以熟附子温中回阳；党参、炙甘草益气补中；旋覆花、大黄、茯苓、法半夏泄浊降逆；益母草活血利水。理法方药切当，故而奏效。

2. 无水肿期

此期多因久病不愈，脏气已虚，而有脾肾阳虚，气血衰少，阴阳失调等临床表现，故多按眩晕、虚劳、腰痛论治。

（1）气血两亏型。症见面色萎黄不华，心悸头晕，倦怠乏力，脘闷不适，纳食减少，大便或溏，舌淡边有齿印，苔薄白，脉细弱。此型多见于肾性贫血。治宜益气养血。方用归脾汤、当归补血汤等。常用药有黄芪、党参、白术、茯苓、陈皮、当归、远志、酸枣仁、桂圆肉、鹿角胶、大枣、炙甘草等。

陈某，女，42岁。患慢性肾炎4年，加重1个月而于1993年5月3日来诊。诉近月来常感头晕心悸，倦怠乏力，脘闷不适，纳食减少，大便时溏。诊见面色萎黄，唇舌淡白，苔薄白，脉细弱。尿常规检查示尿蛋白（2+），红细胞少许。辨证属气血两亏，治宜健脾养心，补益气血。方用归脾汤加减：黄芪15g，党参15g，当归10g，桂圆肉10g，大枣10g，陈皮6g，鹿角胶10g，酸枣仁15g，茯苓15g，炙甘草5g。水煎服，每日1剂。连服6剂，头晕心悸诸恙悉除，遂改以归脾丸调服。随访2年未复发。

按语：此例为久病不愈，心脾两虚，气血衰少所致。临床表现为头晕心悸、脘闷纳少、面色萎黄、舌淡脉细弱等心脾两虚脉证。故以健脾养心、补益气血为主。方以黄芪、党参、当归、桂圆肉、鹿角胶补气生血；酸枣仁、茯苓健脾宁心；陈皮理气健脾；大枣、炙甘草养胃安中。诸药配伍，气血双补、心脾两调，故能收到满意疗效。

（2）阴虚阳亢型。症见头晕目眩，腰酸耳鸣，心烦口干，遗精盗汗，妇人月事不调，面色潮红，舌红，脉细数或弦细数。多见于肾性高血压患者。治宜滋阴潜阳，平肝熄风。方用六味地黄汤、知柏地黄汤等。常用药有干生地、山药、茯苓、丹皮、泽泻、山茱萸、桑寄生、玉米须、菊花、钩藤、石决明、牛膝等。

黄某，男，54岁。患肾炎2年，因头晕目眩反复发作3月余而于1993年5月6日来诊。诉头晕目眩，腰酸耳鸣，心烦失眠，性急易怒。诊见面色潮红，唇舌干红，苔少，脉弦细而数。检查示血压165/98 mmHg，尿常规示尿蛋白（2+），红细胞（1+）。辨证属肾阴亏损、阴虚阳亢。治宜滋肾养阴，平肝潜阳。方用六味地黄汤加味：干生地15 g，山药15 g，山茱萸10 g，丹皮10 g，泽泻10 g，茯苓15 g，玉米须30 g，牛膝15 g，桑寄生15 g，菊花10 g，钩藤15 g，生石决明30 g。水煎服，每日1剂。连服30剂，头晕目眩诸证悉除，血压135/86 mmHg，尿常规复查各项指标均正常。继以杞菊地黄丸调治，随访1年未复发。

按语：此例为肾病日久，阴精亏损，虚阳上扰所致。临床表现为头晕眼花、腰酸耳鸣、舌红苔少、脉细数等肾阴亏虚脉证。故以滋阴养阴、平肝潜阳为主。方以干生地、山药、山茱萸、桑寄生、牛膝滋阴益肾；丹皮、菊花清肝明目；茯苓、泽泻、玉米须渗湿清热，利水降压；钩藤、生石决明平肝潜阳。诸药合用，以达滋阴潜阳之功而奏效。

（3）脾肾阳虚型。症见眩晕耳鸣，腰部冷痛，神疲怯寒，脘闷腹胀，纳呆泛恶，阳痿或早泄，大便溏薄，夜尿频数，面色苍白或灰滞，舌淡胖，脉沉细。多见于肾病型患者。治宜温补脾肾。可用无比山药丸加减。常用药有熟地、山药、山茱萸、茯苓、菟丝子、白术、杜仲、黄芪、巴戟天、牛膝、泽泻、益智仁等。

王某，女，45岁，已婚。1994年10月6日初诊。诉患肾炎已6年。现症见头晕耳鸣，腰膝酸软，神疲乏力，畏寒肢冷，脘腹闷胀，纳少便溏，夜尿频数，舌淡胖，苔白，脉沉细无力。辨证属脾肾阳虚、气失温煦。治宜温补脾肾。处方：熟地12 g，山药15 g，山茱萸10 g，菟丝子10 g，杜仲15 g，白术15 g，茯苓15 g，巴戟天10 g，黄芪15 g，泽泻10 g，乌药10 g，益智仁10 g。水煎服，每日1剂。服药12剂后，诸证悉除，遂改以丸剂调治1个月而愈。

按语：此例为病久不愈，脾肾阳虚，气失温煦所致。临床表现为头晕耳鸣、腰酸乏力、腹胀纳少、夜尿频多、舌淡胖、脉沉细无力等脾肾阳虚证候，故以温补脾肾为主。方中熟地、菟丝子、山茱萸、杜仲、巴戟天、益智仁温阳益肾；黄芪、白术、山药、茯苓益气健脾；乌药行膀胱冷气。合而成方，温肾健脾，缓以图本，使肾阳得充养，脾阳得以温煦，脾肾阳气恢复，则病自安然而愈。

二十一、经方小柴胡汤解读

小柴胡汤出自东汉张仲景《伤寒杂病论》一书，为伤寒六经病中少阳病证之主方，该方沿用至今已有1800多年的历史，现临床用于治疗多种疾病仍可取得较为显著的疗效，是一个很值得研究的方子。笔者研习经典，颇有收获，试对经方小柴胡汤的方证与应用进行解读。

（一）小柴胡汤方证分析

《伤寒杂病论》一书，是一部以六经辨证为纲、杂病辨证为目的辨证论治专著，书中所载"三百九十七法、一百一十三方"为中医辨证论治奠定了基础。晋代王叔和将该书整理分成《伤寒论》和《金匮要略》两书流传于世，至今仍被广泛沿用。以下对《伤寒论·少阳病脉证并治》中的小柴胡汤及其对应病证作一探究。

1.主要证候

（1）提纲证。《伤寒论》第264条云："少阳之为病，口苦、咽干、目眩也。"此处所列口苦、咽干、目眩三证，一直被认为是少阳病的提纲证，也是少阳病的辨病诊断要点。因足少阳胆经之经脉起于目外眦，胆火上炎，循经上扰，故有口苦、口干、视物昏花等证候。

（2）少阳病主证与或然证。《伤寒论》第98条云："伤寒五六日，中风，往来寒热，胸胁苦满，默默不欲饮食，心烦喜呕，或胸中烦而不呕，或渴，或腹中痛，或胁下痞硬，或心下悸、小便不利，或不渴、身有微热，或咳者，小柴胡汤主之。"提出了小柴胡汤可应用于少阳病往来寒热、胸胁苦满、默默不欲饮食、心烦喜呕四大主证，或可能出现的胸中烦而不呕、口渴、腹中痛、胁下痞硬、心下悸、小便不利、身微热而不渴、咳嗽等或然证。

（3）其他证候。《伤寒论》第153条云："伤寒五六日，头汗出，微恶寒，手足冷，心下满，口不欲食，大便硬，脉细者，此为阳微结……脉虽沉紧，不得为少阴病，所以然者，阴不得有汗，今头汗出，故知非少阴也，可与小柴胡汤。"指出头汗出、微恶寒、手足冷、心下满、口不欲食、大便硬、脉细或沉紧等阳微结证，是外证表寒未解，而邪热郁结在里所致，也是应用小柴胡汤治疗的一类病证。

《伤寒论》第233条云："阳明病，胁下硬满，不大便而呕，舌上白胎者，可与小柴胡汤。"指出阳明腑证，当有腹胀满、燥屎内结而不大便等证候，而此处仅有胁下硬满、呕吐、苔白之少阳症证，可知其病仍在少阳，而非阳明，故可用小柴胡汤。

《伤寒论》第265条云："少阳中风，两耳无所闻，目赤，胸中满而烦者……"第266条云："伤寒，脉弦细，头痛发热者，属少阳。"指出少阳病还可有两耳无所闻、目赤、胸中满而烦、头痛、发热、脉弦细等证候，也均可用小柴胡汤治疗。

归纳以上条文，可知小柴胡汤应用范围较广，除少阳病三大提纲证、四大主证外，还有头痛、发热、两耳无所闻、目赤及阳微结证，以及苔白、脉弦细或沉紧等舌象、脉象（体征），这些证候和舌象、脉象都是足少阳胆经病变的不同外在表现，均可应用小柴胡汤加减治疗。

2. 热入血室证

热入血室证指妇人月经期中风的一种特殊病证，也是小柴胡汤主治病证之一，现多应用于妇人经期感冒。如《伤寒论》第148条云："妇人中风，发热恶寒，经水适来，得之七八日，热除而脉迟身凉，胸胁下满，如结胸状，谵语者，此为热入血室也。"第149条云："妇人中风，七八日，续得寒热，发作有时，经水适断者，此为热入血室，其血必结，故使如疟状，发作有时，小柴胡汤主之。"第150条云："妇人伤寒发热，经水适来，昼日明了，暮则谵语如见鬼状者，此为热入血室，无犯胃气及上二焦，必自愈。"此3条原文均提到妇人热入血室证，指出妇人中风，其症可见发热恶寒，发作有时如疟状，月经适来或适断，胸胁下满如结胸状，昼日明了，暮则谵语（神志不清、胡言乱语），脉迟身凉等，这是热入血室证的各种临床表现，可服小柴胡汤或用针刺期门治疗。

（二）少阳病的病因病机

1. 血弱气尽，邪气因入

《伤寒论》第99条云："血弱气尽，腠理开，邪气因入，与正气相搏，结于胁下。正邪纷争，往来寒热，休作有时，默默不欲饮食，藏府相连，其痛必下，邪高痛下，故使呕也。"指出少阳病的病机关键在于"血弱气尽，腠理开，邪气因入"。气血亏虚，卫外不固，邪气乘虚而入，与正气搏结，交结于两胁下，故往来寒热，休作有时；足少阳之经脉络肝属胆，邪犯少阳，肝胆疏泄不利，胆胃不和，故默默不欲饮食；胃失和降，其气上逆，故腹痛、恶心呕吐。因肝胆相连，胃居其下，脏腑相互影响，故胆胃不和也是少阳病的主要病机之一。

2. 邪犯少阳，枢机不利

少阳主枢，足少阳胆经居足太阳膀胱经与足阳明胃经之间，行人身之两侧，位属半表半里，居于胁下，为气机升降之枢纽。邪入少阳，枢机不利，经气不舒，气机升降失宜，胆火循经上炎，故胸胁苦满、口苦咽干、目眩。

3. 太阳受邪，传入少阳

太阳为开，伤寒中风，太阳首当其冲。太阳病不解，转入少阳，太阳与少阳合病，既有恶寒发热、头痛项强、脉浮等表证，又有胁下硬满、干呕不能食、往来寒热、脉沉紧之少阳脉证。如《伤寒论》第267条所云："本太阳病不解，转入少阳者，胁下硬满，干呕不能食，往来寒热。"

（三）小柴胡汤的方药应用

1. 小柴胡汤在少阳病中的应用

（1）应用原则。但凡见到柴胡证中之一或二证，即可应用小柴胡汤，不必全部证候都具备，这是应用小柴胡汤的基本原则。如《伤寒论》第103条云："伤寒中风，有柴胡证，但见一证便是，不必悉具。"

（2）小柴胡汤的药物组成及用量。小柴胡汤是治疗少阳病证的主要方子，是和解法的代表方剂。该方由柴胡24 g、黄芩9 g、人参9 g、半夏12 g、炙甘草9 g、生姜9 g、大枣12枚组成。其中，柴胡用量较大，性味辛散，解表退热，重用可退高热；其次为半夏，辛温性降，重用可和胃止呕。

（3）小柴胡汤的方义。柴胡质轻辛散，能疏少阳之瘀滞，为君药；黄芩气重，可清胸腹之蕴热，以除烦满，为臣药，柴芩合用解半表半里之邪；半夏、生姜降逆止呕以和胃气，人参、大枣益气补中，扶正祛邪，同为佐药；炙甘草调和诸药，为使药。合而成方，有和解少阳、疏利肝胆、宣通内外、调畅气机之作用，是一个清补兼施、寒温并用之方剂。

（4）小柴胡汤的临床运用。①若胸中烦而不呕者，去半夏、人参，加瓜蒌实；②若渴者，去半夏，加人参、花粉；③若腹中痛者，去黄芩，加白芍；④若胁下痞硬，去大枣，加牡蛎；⑤若心下悸、小便不利者，去黄芩，加茯苓；⑥若不渴、外有微热者，去人参，加桂枝；⑦若咳者，去人参、大枣、生姜，加五味子、干姜。此为经方小柴胡汤的7种加减法，临床上可观其脉证，随证治之。

2. 小柴胡汤在合并病证中的应用

少阳病属于半表半里证，在表可兼太阳病证候，在里可兼阳明病证候，但治疗上仍可以小柴胡汤为主而兼顾他经病变治疗，随证变通。

（1）太阳少阳合病。《伤寒论》第151条云："伤寒六七日，发热，微恶寒，支节烦疼，微呕，心下支结，外证未去者，柴胡桂枝汤主之。"指出太阳少阳合病，既可兼见发热恶寒、四肢关节疼痛等太阳表证，又可有呕吐、心下痞满等少阳症状者，可用柴胡桂枝汤（即小柴胡汤合桂枝汤）治疗，以疏散表邪，调和营卫，和解表里。

（2）少阳阳明合病。《伤寒论》第106条云："太阳病，过经十余日，反二三下之，后四五日，柴胡证仍在者，先与小柴胡汤。呕不止，心下急，郁郁微烦者，为未解也，与大柴胡汤下之，则愈。"第107条："伤寒十三日不解，胸胁满而呕，日晡所发潮热，已而微利。此本柴胡证，下之而不得利，今反利者，知医以丸药下之，非其治也。潮热者实也。先宜小柴胡汤以解外，后以柴胡加芒硝汤主之。"第170条："伤寒发热，汗出不解，心中痞硬，呕吐而下利者，大柴胡汤主之。"此3条原文指出邪由少阳传入阳明，或太阳之邪经少阳传入阳明，但只要见到小柴胡汤证仍在，如胸胁苦满、呕吐等，都可先用小柴胡汤，后用大柴胡汤，或柴胡加芒硝汤。若见呕不止、心下急、郁郁微烦者，为少阳与阳明里实并重，则治法宜和解少阳，通下里实，可用大柴胡汤治疗。

3. 小柴胡汤误治变证

《伤寒论》第152条："伤寒五六日，已发汗而复下之，胸胁满，微结，小便不利，渴而不呕，但头汗出，往来寒热心烦者，此为未解也，柴胡桂枝干姜汤主之。"指出少阳病宜用和解法治疗，若发汗后又用下法，除少阳证外，可有胸胁满微结、小便不利、渴而不呕等证候，此为误汗下后，伤及中阳，使阳虚不能化饮，水饮停滞，气机不畅所致，故用柴胡桂枝干姜汤（即小柴胡汤去人参、半夏、大枣，干姜易生姜，加桂枝、花粉、牡蛎）以通阳化饮。

《伤寒论》第110条："伤寒八九日，下之，胸满烦惊，小便不利，谵语，一身尽重，不可转侧者，柴胡加龙骨牡蛎汤主之。"指出少阳病误下后，可有惊悸、谵语、一身尽重、小便不利等证候，此多为误下后损伤津液，伤及真阴所致，可用柴胡加龙骨牡蛎汤（即小柴胡汤去炙甘草，加桂枝、茯苓、龙骨、大黄、牡蛎、铅丹）。其中，铅丹有镇惊作用，但此药有毒，且易积蓄；大黄有通腑泻热作用，药后易损伤津液。故此2味药临床大多不用。

4.小柴胡汤治疗禁忌

小柴胡汤是治疗少阳病半表半里证的一种和解剂。治少阳有"忌汗、忌吐、忌下"之说法。如《伤寒论》第266条云："少阳不可发汗，发汗则谵语。"因发汗则津液外泄，胃中干燥，津伤热炽，内闭清窍，故发谵语。第265条云："少阳中风……不可吐下，吐下则悸而惊。"因吐下易伤津耗气，使气血亏虚，心神失养，故悸而惊。元代王好古《此事难知》也提出，少阳证禁忌不可犯，"忌发汗，忌利小便，忌利大便"，称小柴胡汤为三禁汤。可见，小柴胡汤的应用有一定的适应证和禁忌证，切不可随意滥用。但针对一些病毒感染性疾病引起的发热及不明原因的发热等，低热或中度发热者临床常用小柴胡汤治疗，可收到较好的疗效。对合并太阳病、阳明病者，也有与汗法、下法合用之先例，如柴胡桂枝汤、大柴胡汤等。总之，应结合临床证候变化的具体情况，"师于古而不泥于古"，正确把握小柴胡汤的禁忌证。

二十二、略论经方五泻心汤

泻心汤出自东汉张仲景《伤寒论》一书，距今已有1800多年，今用于临床治疗胃肠疾病如急性或慢性胃炎，肠炎，胃、十二指肠溃疡，肠易激综合征等，疗效显著，是著名的系列经典古方名方。

（一）泻心汤中"心"与"泻心"的含义

（1）泻心汤中之"心"实指胃。在明代以前，中医心、胃不分，自明代始才加以区分。如明代《证治准绳·杂病》所说："心与胃各一脏，其病形不同，因胃脘痛处在心下，故有当心而痛之名，岂胃脘痛即心痛者哉？"就已认识到胃痛在心下，与心痛部位有别。

（2）因解剖部位邻近，心与胃仅一膜之膈，故古人所谓"心气痛"，即胃气痛。如《灵枢·经别》有"足阳明之正，上至髀，入于腹里，属胃，散之脾，上通于心"的记载，指出心、胃相通。

（3）因经络相连，如《素问·平人气象论》有"胃之大络，名曰虚里，贯膈络肺，出于左乳下"的记载，而足阳明胃经有一支络脉，贯膈络肺，注入心中，所以临床上心胃同病极为常见。

泻"心"即泻"胃"。又因，"心属火"，所以泻心即泻火，也就是说，泻心汤是清泄胃火炽盛或胃中积热的一种方剂。

（二）泻心汤的主治病证

《伤寒论》中有"心下痞""心下痞硬""心下满而不痛""心下痞硬而满"等描述。"心下"指心窝处，即上腹部胃与横结肠交接的部位，亦称胃脘部。"痞"是患者自觉胃脘部痞闷、闷胀或硬满不舒，按之腹软不痛，是临床上较为常见的病证。它可以出现在各种急性或慢性胃肠疾病中，故多称为胃痞证。泻心汤就是用于治疗胃痞证的一个方子。

（三）胃痞证的形成原因

胃痞证的形成，根据《伤寒论》记载，多与治法不当有关。

（1）少阳病误用下法致痞。少阳病为邪入半表半里，宜用和解法。反用下法，可伤及脾胃，使少阳邪热内陷而为热，脾胃受损则寒自内生而为寒，寒热错杂于中焦，阻塞气机而为痞。

（2）太阳病发汗后伤阳致痞。太阳病宜用汗法，但如汗出太过，可伤及胃中阳气，使脾胃气机失和而为痞。

（3）太阳病误用下法致痞。伤寒中风宜用解表法。反用下法，可使脾胃严重受伤，邪热内陷，结于心下而致痞。

除与用药不当有关外，临床认为，饮食不节与胃痞证的发生也有一定的关系。嗜酒不节或恣食肥甘厚味，可使脾胃受损，升降功能失司，气机疏泄失职，壅滞中焦，郁久化热，从而导致虚实夹杂、寒热互结心下而成痞证。

胃痞证主要病位在胃，病性多为虚实夹杂、寒热错杂，而病机关键则在于气机升降失常、痞塞不通。所以，临床上以胃脘部胀闷或胀满不适，进餐后尤为明显为其特征，且常伴有嗳气、恶心或反胃，甚至脘腹胀满。

（四）泻心汤的分类与异同

五泻心汤专为治疗胃痞证而设，分别为半夏泻心汤、甘草泻心汤、生姜泻心汤、大黄黄连泻心汤及附子泻心汤。半夏泻心汤、甘草泻心汤、生姜泻心汤的药物组成相同，均有人参、半夏、黄芩、黄连、干姜、大枣、炙甘草等7味药物。半夏泻心汤方中，半夏辛温为君药；干姜辛温，温中散寒，黄芩、黄连之苦寒，清热燥湿，共为臣药；人参、大枣、炙甘草补中和胃。合而为用，具有辛开苦降、和胃降逆、散结消痞之功效，是寒温并用、虚实兼顾、补清结合的代表方子，也是治疗胃痞证的一个良方。甘草泻心汤和生姜泻心汤的药物组成中仅生姜和炙甘草的用量不同而治有侧重。大黄黄连泻心汤和附子泻心汤均包含大黄、黄连、黄芩3味药，主要功效为清热泻火，多用于热痞证。附子泻心汤是在大黄黄连泻心汤基础上增加炮附子而成，用于热痞兼表阳虚证。二者功效各异。

（五）泻心汤的临床应用

1. 半夏泻心汤

《伤寒论》第154条云："伤寒五六日，呕而发热者，柴胡汤证具，而以他药下之，柴胡证仍在者，复与柴胡汤。此虽已下之，不为逆，必蒸蒸而振，却发热汗出而解。若心下满，而硬痛者，此为结胸也，大陷胸汤主之；但满而不痛者，此为痞，柴胡不中与之，宜半夏泻心汤。"指出少阳病误下后，经用小柴胡汤治疗，发热汗出而病解。但若临床见心下闷满而不痛，则判断为胃痞证，治宜和胃降逆，散结消痞，宜用半夏泻心汤。此方临床上多用于脾虚湿热之胃痞证，症见舌红或淡红、苔黄腻者，也可用于急慢性胃炎、消化不良、小儿中毒性消化不良等。

2. 生姜泻心汤

《伤寒论》第162条云："伤寒汗出，解之后，胃中不和，心下痞硬，干噫，食臭，胁下有水气，腹中雷鸣下利者，生姜泻心汤主之。"指出太阳病发汗后，表证已解，而见胃脘胀闷如堵，呕吐，嗳气有食臭味，胁下（胃部）有水气，腹中肠鸣如雷响等临床症状，治宜和胃散水，降逆止呕，消痞泄热，宜用生姜泻心汤。该方即半夏泻心汤减干姜用量，加生姜而成。生姜善于止吐，原文虽未提到呕吐症状，但从重用生姜来看应该有呕吐症状。生姜与干姜合用，走守结合，既能宣散水气，又能温运中州；合半夏则化饮和胃、降逆止呕之力更强；合黄芩、黄连，以清热燥湿，消痞散结；佐人参、大枣、炙甘草以甘缓补中，和养胃气。合而成方，能降逆止呕，宣散水气，消痞散结。此方临床上多用于胃痞证伴有呕吐、嗳腐吞酸、腹泻者。

3. 甘草泻心汤

《伤寒论》第163条云："伤寒中风，医反下之，其人下利，日数十行，谷不化，腹中雷鸣，心下痞硬而满，干呕，心烦不得安。医见心下痞，谓病不尽，复下之，其痞益甚。此非结热，但以胃中虚，客气上逆，故使硬也，甘草泻心汤主之。"指出伤寒中风误用下法，而见胃脘闷胀硬满、腹泻日行数十次，且夹有未消化水谷，伴心烦干呕，腹中肠鸣如雷等。治宜和胃补中，降逆消痞，宜用甘草泻心汤。该方重用炙甘草，合人参、大枣以补中州而缓里急；半夏与干姜温中降逆，和胃止呕；黄芩、黄连清热燥湿以止下利。合而成方，具有和胃补中、清热止利、消痞散结之功效。此方临床上多用于胃痞证伴有严重腹泻者，也可用于顽固性口腔炎、口腔白塞氏病等疾病的治疗。

4. 大黄黄连泻心汤

《伤寒论》第163条云："心下痞，按之濡，其脉关上浮者，大黄黄连泻心汤主之。"指出关脉浮为邪热内陷脾胃，结于心下，壅滞中焦，使气机痞塞，可致热痞证。临床可见胃脘痞闷、如热灼不适等症状。治宜清热泄火，散结消痞。大黄黄连泻心汤由大黄、黄连、黄芩3味药组成，以大黄苦寒泻胃，清热开结；黄芩、黄连苦寒，善清上中二焦心胃之火。全方具有泻热通腑、消痞开结之功效，使邪热得除，气机通畅，则痞满自除。临床上凡胃火亢盛，或胃中积热而致的吐血、黑便，或口舌生疮，均可应用。

5. 附子泻心汤

《伤寒论》第 160 条云："心下痞，而复恶寒汗出者，附子泻心汤主之。"指出热痞兼有表阳虚的一种变证。如《医宗金鉴》所云："心下痞而复恶寒汗出者，非表不解，乃表阳虚也。"表阳虚即卫阳虚，胃气通于卫，故表阳虚与胃中阳气不足有关。临床可见胃脘不适、恶寒汗出、皮肤湿冷等症状。治宜温阳散寒，清热消痞。附子泻心汤由大黄黄连泻心汤加附子而成。方以附子温阳以驱表里之寒，以大黄、黄连清热消痞，合用有泻热消痞、温阳散寒之功。此方可用于胃痞证而兼见恶寒、汗出肢冷之外寒里热证者。

以上 5 种泻心汤均是临床用于调理胃肠疾病的有效方子，虽其方证各异，但其病机均是气机痞塞所致，治疗当以"寒温并用，补清结合，消痞散结"为原则。半夏泻心汤、生姜泻心汤、甘草泻心汤均主治心下痞、呕吐、下利三大证候，是治疗呕利痞的常用方子，但其证各有侧重。半夏泻心汤以半夏为主药，偏于治疗胃气上逆作呕的心下痞；生姜泻心汤以生姜为主药，偏于治疗水饮内停、饮食积滞的心下痞；甘草泻心汤以甘草为主药，偏于治疗脾胃虚甚、下利严重的心下痞。其余 2 种泻心汤中，大黄黄连泻心汤则多用于治疗胃中灼热的心下痞；附子泻心汤用于治疗兼表阳虚之热痞证。根据五泻心汤的证治异同及辨治要点，随证治之，往往可收到如鼓应桴之显著疗效。

二十三、略论瘀血证与血府逐瘀汤

血府逐瘀汤是出自清代名医王清任《医林改错》一书的经典名方。所谓"血府"，王清任云："隔膜之上，满腔皆血，故名为血府。""隔膜"指横隔膜，"隔膜之上"为胸腔，是心肺所居之处，心主血脉，肺朝百脉，所以说"满腔皆血"。

这里王清任所言"血府"，应该是指胸腔中的血管（血脉），所以也有"脉者，血之府也"之说。血府逐瘀汤可以理解为逐血脉中瘀血之方，是专为胸中瘀血证而设的一个方子，具有行气活血、化瘀止痛之功效。

（一）血瘀与瘀血

血瘀与瘀血是两个不同的概念。我们经常说的血瘀，是指各种原因引起的血液运行不畅，瘀滞脉中以致营卫失和，气血运行涩滞，脏腑功能失调的一种病理机制，即瘀血形成的病机。而瘀血，是指血液溢于脉外，或停于肌腠之间，或停于脏腑之间，留聚不散而形成的一种病理产物，即《黄帝内经》所称"衃血""恶血""留血"。

（二）瘀血的临床特征

根据古代文献记载，瘀血的临床表现主要有皮肤、五官、脏腑、舌脉等不同部位的反映，归纳起来，共有17个临床特征。

1.疼痛、固定不移

《素问·举痛论》云："寒气入经而稽迟，泣而不行，客于脉外则血少，客于脉中则气不通，故卒然而痛。"王清任认为"气血若为风火湿痰阻滞，必有疼痛之症"，即不管任何原因的经络瘀阻，必导致气机闭塞，血气不畅，不通则痛。《医林改错·膈下逐瘀汤所治之症目》提出："凡肚腹疼痛，总不移动，是血瘀。"阐述了瘀血疼痛的特点多为刺痛，部位固定不移。

2.出血、血块色暗

《血证论》记载："经隧之中，既有瘀血踞住，则新血不能安行无恙，终必妄走而吐溢矣。"《灵枢·百病始生》云："阳络伤则血外溢，血外溢则衄血；阴络伤则血内溢，血内溢则后血。"故瘀血出血不论部位，皆由脉络阻塞、血液不能循经运行、溢出脉外而致。所出之血停聚未行，故血色多暗，或为血块。

3. 发热

《素问·气穴论》云:"荣卫稽留,卫散荣溢,气竭血着,外为发热,内为少气。"《医林改错·通窍活血汤所治之症目》云:"要知血府血瘀必发烧。"均指出瘀血阻滞,气血壅遏可发热。《医林改错·气血合脉说》记载:"后半日发烧,前半夜更甚,后半夜轻,前半日不烧,此是血府血瘀。"指出瘀血发热多在下午或晚间,因病在血分,属阴。

4. 局部颜色改变

王清任认为,若见眼白珠红、酒糟鼻色红、牙龈紫色、紫癜风、白癜风、紫印、腹皮上有青筋等,则为内有瘀血。如《灵枢·经脉》曰:"血不流,则髦色不泽,故其面黑如漆柴者,血先死。"《医学正传》也云:"血活则红,血瘀则黑,爪甲黑者,血瘀而不散也。"傅耐寒《舌苔统志》中也记载:"舌边青者,或口燥而漱水不欲咽,是内有瘀血。"指出面黑、眼珠红、鼻准色红、牙龈紫、爪甲黑、青筋露、舌青紫、口燥而漱水不欲咽等,都是瘀血之征象。

5. 月经不调

《血证论》云:"血滞者,瘀血阻滞,因见身痛腹胀,寒热带漏,散经闭经诸证,总是瘀血阻滞其气,若无瘀血,则经自流通,安行无恙,何缘而错杂变乱哉。"指出冲任不调的病机为瘀血内停,血瘀而气不行。《灵枢·水胀》亦有"恶血当泻不泻,衃以留止……月事不以时下"之说。另外,还有瘀血与血虚兼见的"血枯""月事衰少不来"。这些记载均表明妇人月事紊乱、腹痛、崩漏、闭经等均与瘀血有关。

6. 大小便异常

"大便溏腻如漆者为蓄血,若黑燥者为燥结,非蓄血也。"《伤寒绪论》认为"便溏如漆"可见内有瘀血,是消化道出血的症状。瘀血证也可见于小便异常,如《伤寒论》第129条"小便自利,其人如狂者,血证谛也"。

7. 肿块

《素问·刺禁论》云:"血不出为肿。"《医林改错·膈下逐瘀汤所治之症目》云:"无论积聚成块,在左肋、右肋、脐左、脐右、脐上、脐下,或按之跳动，皆以此方治之，无不应手取效。"血停于内，瘀积不散而凝结，则形成肿块。在体表常呈青紫色包块，在腹内则为质硬、推之不移的肿块。

8. 手足拘挛

瘀血阻滞可导致筋脉失养。《当归草堂医学丛书》记载："产后遍身疼痛……乃因产后百节开张血瘀流走……血多留滞……筋脉引急……手脚不能动摇，不能伸屈。"《灵枢》也有"邪气恶血，固不得注留。注留则伤筋络骨节，机关不得屈伸，故病挛也""恶血在内，行善掣节时脚肿"等记载，说明手足筋脉拘挛为瘀血征象之一。

9. 麻木

脉络瘀阻，肌肤失于濡养，则麻木不仁。《素问·痹论》云："其不痛不仁者，病久入深，荣卫之行涩，经络时疏，故不通，皮肤不营，故为不仁。"指出久病入络，瘀血阻滞，肌肤不荣，也可有肌肤、肢节麻木症状。

10. 腹胀

瘀血内阻，气机不畅，可见患者自觉腹内胀满。《素问·缪刺论》云："人有所堕坠，恶血留内，腹中满胀，不得前后，先饮利药。"指出由跌仆、跌落所致瘀血内阻，可有腹胀、二便不通等症状。

11. 咳喘

肺主气，司呼吸，主宣发肃降。瘀血郁滞气道，气机升降失调，壅滞而为咳为喘。如《素问·脉要精微论》云："当病坠若搏，因血在胁下，令人喘逆。"当病由跌落引起，因瘀血阻滞，影响气机之升降，可致气逆而咳嗽、气喘。

12. 精神异常和健忘

《本草备要》云："人之记性皆在脑中。"如气血运行不畅，瘀阻脑络，则脑络失养，易致健忘。而心主血脉，心窍瘀阻，则神明不用，闭塞昏蒙，甚者癫狂神昏。

13. 睡眠障碍

《医林改错》云："失眠一证乃气血凝滞。"瘀血阻滞经络，上扰清窍，则夜睡梦多，或夜不能睡。这是一种引起失眠的常见原因，多见于顽固性失眠。

14. 烦渴

《金匮要略》指出："病者如热状，烦渴，口干燥而渴……是瘀血也。"瘀血内阻，气滞不行，水津无以散布，可致发热、口干烦渴。

15. 心悸怔忡

《医林改错》有关于"心跳心慌"的记载，是指病久气滞无力运血，心脉痹阻，或心血虚不能濡养心脉，均可致心慌心跳，即心悸怔忡。

16. 自汗盗汗

《血证论》云："手足濈濈汗出者，以胃中或有瘀血食积。""血在肌肤，则翕翕发热，自汗盗汗。"指出手足出汗较多，或发热、自汗盗汗，均可能是瘀血所致。

17. 脉涩或弦

《素问·调经论》云："寒独留，则血凝泣，凝则脉不通，其脉盛大以涩。"认为涩脉为瘀血之征象。王叔和《脉经》也有"弦而紧，胁痛，脏伤，有瘀血"之说，说明通过诊脉，脉见往来艰涩、弦紧，也是体内有瘀血之征象。

（三）血府逐瘀汤组方特点

血府逐瘀汤的组方有3个特点：一是重视养血与活血的结合，如方中当归、生地具有养血滋阴的作用，而桃仁、红花、川芎、赤芍具有活血祛瘀的作用。二是重视气机的升降运动，如方中柴胡、桔梗具有升散和开宣的作用，枳壳、牛膝具有降气和下行的作用，二者配合，一升一降，使气机流畅，则血行自如。三是重视气血相辅，如用川芎之辛温，行血中之气，使气行则血行，因此川芎也谓"血中之气药"。

（四）血府逐瘀汤功效特点

血府逐瘀汤主要由桃红四物汤和四逆散2个方子化裁而成。其中将桃红四物汤方中的白芍改为赤芍，即当归、生地、桃仁、红花、赤芍、川芎等 6 味药，有补血养血和活血祛瘀之功效，可化瘀而不伤正，瘀去而正安宁。四逆散（柴胡、枳壳、芍药、甘草）有疏肝理气和缓急止痛之功效，其中芍药采用白芍，与甘草相配，缓急止痛作用更好。另外，用桔梗之升提作用，可引药上达胸中血府；而牛膝之沉降作用，可引血下行而通利血脉。诸般配伍，使气机升降自如，气行则血行，养阴血以和营，祛瘀血而不伤正，确有其奥妙之处。

（五）血府逐瘀汤的作用机制

根据实验研究资料，血府逐瘀汤的作用机制主要有以下 5 个方面。

（1）改善血液流变性。可降低血液黏度，抑制血小板聚集和抑制血栓形成。

（2）改善微循环。可扩张微血管，加快血液流动速度，增加组织血流灌注。

（3）抗心肌缺血损伤。可提高实验性心肌缺血大鼠血清的超氧化物歧化酶（SOD）活性，降低其血清乳酸脱氢酶（LDH）活性和肌酸激酶（CK）的活力，对缺血心肌具有保护作用。

（4）调节脂质代谢紊乱。可抑制脂质的吸收和合成，加快脂质的排泄，促使血液和肝脏中的脂质降低。

（5）抗缺氧作用。可提高小鼠常压下耐缺氧的能力，具有抗缺氧作用。

（六）血府逐瘀汤的古今临床应用

1. 古代十大病证

血府逐瘀汤由清代医家王清任所创，据王清任《医林改错》中记载，原方可治疗十大病证，之后虽也有治疗各种奇难杂证者，但这里仅以王清任原文主治病证为例。

（1）头痛胸痛。王清任说："查患头痛者，无表证，无里证，无气虚，痰饮等症，忽犯忽好，百方不效，用此方一剂而愈。"也可治疗"胸痛、胸不任物、胸任重物……"。

（2）身外凉，心里热。"身外凉，心里热，故名灯笼病，内有血瘀，认为虚热，愈补愈瘀，认为实火，愈凉愈凝，三两付，血活热退。"

（3）胸不任物，胸任重物及食自胸右下。胸不任物，是指夜寐需袒露胸部，布覆则不能入睡。胸任重物，是指卧时胸部必须重压，否则难以安眠。食自胸右下，是指吞咽有梗塞不顺感。

（4）肝气病，无故爱生气。因血府有瘀，瘀阻则气失条达，故治气病则当逐瘀为先。所以王清任说："不可以气治，此方应手效。"

（5）饮水即呛。王清任说："会厌血凝，不能盖严气门，故饮水渗入即呛。"且指出"用此方极效"。说明呛水也与血瘀有关。

（6）呃逆、干呕。呃逆、干呕由胃失和降所致。责之胸中血府瘀滞，气机升降失常。王清任说："一见呃逆，速用此方。""无他症，惟干呕，血瘀之症，用此方化血，而呕立止。"化血即散瘀，瘀去则气畅行，胃气顺降，则病自除。

（7）瞀闷、急躁。瞀闷指心中闷乱，多思多疑，心烦急躁。王清任说："即小事不能开展。"亦为忧郁不能释怀。

（8）心跳心慌。心跳心慌即心悸怔忡之重症，《素问·痹论》："心痹者，脉不通，烦则心下鼓……"鼓者动悸也。"心下鼓"是脉络痹阻、心神失养所致。王清任认为"用归脾安神等方不效"，必须逐血府之瘀。

（9）夜不安，夜睡梦多，不眠，小儿夜啼。此类病证均以晚间不能安寐为主要临床表现，昼属阳，夜属阴，血亦属阴，因此，瘀血证候多昼轻夜甚或入暮而作。

（10）天亮出汗。天亮出汗，盖因血府血瘀，夜间发热，至清晨睡醒，瘀热逼液外泄使然。王清任说："醒后出汗，名曰自汗；因出汗醒，名曰盗汗。盗散人之气血，此是千古不易之定论，竟有用补气固表、滋阴降火，服之不效，而反加重者，不知血瘀亦令人自汗、盗汗。"

2. 现代各科疾病

据现代临床资料显示，血府逐瘀汤除用于治疗胸中瘀血证外，还可以广泛用于治疗临床各科的疾病。

（1）神经系统疾病。如神经性尿频、幽闭恐惧症、更年期综合征焦虑抑郁症、神经官能症等。

（2）脑血管疾病。如脑卒中、偏头痛、脑动脉硬化症等。

（3）心血管疾病。如冠心病心绞痛、病毒性心肌炎等。

（4）呼吸系统疾病。如结核性胸膜炎。

（5）泌尿系统疾病。如肾功能不全。

（6）内分泌疾病。如糖尿病、高脂血症等。

（7）肿瘤疾病。如食道癌、癌性发热等。

（8）外科疾病。如脑外伤、硬膜外血肿等。

（9）皮肤科疾病。如带状疱疹后神经痛。

（10）妇科疾病。如乳腺增生、慢性盆腔炎、子宫肌瘤等。

（11）眼科疾病。如视网膜震荡、玻璃体积血等。

总之，血府逐瘀汤在古今的临床应用均极为广泛，上可以治疗头胸部的瘀血证，如心脑血管疾病；中可以治疗膈下腹部的瘀血证，如肝胆脾胃的肿瘤；下可以治疗少腹部的瘀血证，如癥瘕疝癖；旁可以治疗四肢的瘀血证，如肢麻、肢肿等。故可认为其是治疗各类瘀血证之通剂。

二十四、新型冠状病毒肺炎的中医辨证论治新识

新型冠状病毒肺炎（以下简称新冠肺炎）是由感染新型冠状病毒而引起的以发热、乏力、咳嗽、气喘甚至喘脱为主要临床表现的一种急性传染性肺炎，它具有流行性、传染性、季节性和区域性等特点，自2019年底起在全球广泛流行。根据此病发病急、传变快、流行性广、传染性强等临床特点，将其归属于中医"瘟疫""疫病"范畴，诚如明末吴有性《温疫论》所说："疫者感天地之疠气，在岁有多寡，在方隅有浓薄，在四时有盛衰。

此气之来，无论老少强弱，触之者即病。""疫气者亦杂气中之一，但有甚于它气，故为病颇重，因名之疠气，虽有多寡不同，然无岁不有。"这与新冠肺炎的发生、发展及流行情况十分吻合。现结合温病学有关知识，谈谈笔者对新冠肺炎的中医辨治认识。

（一）新冠肺炎的中医病因病机探讨

从中医的角度来说，新冠肺炎是一种瘟疫，是感染温热邪毒（疠气）而引起的一种外感热病，好发于冬春之交，可以发生于任何年龄，尤以年高体弱多病者易感，具有很强的传染性。关于瘟疫的传变途径，清代叶天士《外感温热篇》有"温邪上受，首先犯肺，逆传心包"的记载，所谓"上受"是指从口鼻而入。从口而入，多因误食不熟或不洁之食物，所以最初有专家认为患上新冠肺炎与摄食野味有关。从鼻而入，则指人与人接触后，通过呼吸道传入。随着病毒的传播与发展，最终专家认为新冠肺炎是一种"人传人"的急性传染性肺炎（即疫病）。"首先犯肺"，是因鼻为肺之窍，瘟疫之疠气易通过口鼻而入侵肺脏，使肺卫受邪，失于宣发与肃降之功能，以致肺气壅滞，其气上逆而为咳。瘟疫之邪传变有顺逆之分，顺传可传于脾胃，多伴有恶心呕吐甚至腹泻腹痛等胃肠道反应。新冠肺炎患者病初除发热、乏力、干咳、胸闷憋气外，部分患者也常伴有恶心呕吐、腹痛腹泻等胃肠道反应症状，这是顺传，即由肺及脾胃、肺脾同病。逆传可直犯心包，而引起神昏谵语、大汗淋漓、肢冷、舌蹇、脉微欲绝等心阳外脱之症状。即由肺及心，心肺同衰。新冠肺炎重症患者因疫毒之邪过盛，以至于正气虚弱，正不胜邪，邪毒入侵，而引起大气下陷，终至呼吸窘迫、呼吸功能和循环功能衰竭，甚至来不及救治而死亡，所以中医有"邪之所凑，其气必虚"之说。但也有部分人群虽感染了新型冠状病毒（核糖核酸检测阳性，不排除假阳性）却没有任何症状，被认为是病毒携带者，正如中医所谓"正气内存，邪不可干"。

（二）新冠肺炎的中医辨证论治

根据有关报道，新冠肺炎患者病初多有发热、乏力、干咳、憋气等临床表现，发热一般为低热，部分患者伴有咽痛，发热程度可较高，类似于重感冒症状。也有部分患者伴有恶心呕吐、腹泻便溏等胃肠道症状，类似于胃肠型感冒。病情进一步发展，则以憋气为主要症状，进而出现烦躁不安、呼吸窘迫、紫绀、呼吸困难甚至呼吸循环衰竭。可见，新冠肺炎有初期、进展期、危重期和恢复期之不同，与温病卫、气、营、血辨证治疗的4个阶段很相似。如初期疫毒之邪在肺卫，治宜以辛凉宣解、清热解毒为主；进展期邪传气分，进入邪盛正实、正邪交争阶段，当以祛邪为主，邪去则正安，治宜采用辛寒清热法或苦寒攻下法；危重期邪毒极盛，正气已虚，可出现邪毒内陷、蒙蔽心包，或痰瘀内闭、阳气欲脱，或大气下陷、心肺阳衰等危候，治宜采用清心开窍法、化痰开窍法或回阳举陷法；恢复期邪毒已清，正气逐渐恢复，但已津伤气耗，治宜采用甘寒养阴、清热养肺法。

1. 初期

邪犯肺卫。这一阶段为新冠肺炎早期表现，也是中药治疗的最佳时期。中医治疗当以祛邪为主，祛邪可以防止病情转变，避免病情恶化。

证候：发热，乏力，微恶风，无汗或少汗，干咳无痰，或胸闷胸痛，口微渴，舌边尖红，苔薄白或薄黄，脉浮数。

辨证要点：发热，咳嗽以干咳为主，胸闷，口渴，舌红，脉浮数。

病机分析：疫毒之邪入侵，初犯肺卫，卫气失和，故有发热恶风；肺脏受邪，气失宣降，上逆而见干咳；热灼津伤，则见口渴、汗少；热扰胸肺，则见胸中烦闷或痛；舌红苔黄、脉数为邪热内扰之征象。

治法：辛凉解表，清宣肺热，清热解毒。

方药：《温病条辨》所载银翘散加减。银花30 g，连翘15 g，桔梗10 g，杏仁10 g，柴胡20 g，桑叶10 g，浙贝母10 g，薄荷10 g（后下），板蓝根15 g，贯众10 g，前胡10 g，牛蒡子10 g，芦根15 g，甘草5 g。

煎服法：水煎服。上药放水800 mL，浸泡15分钟后煎煮，煮沸20分钟时放入薄荷，再煮5分钟即可。每日1剂。病重者，白天服3次，夜间服1次；病轻者，白天服2次，夜间服1次。病不解者则继续服用。

临床运用时，可根据病情变化，随证加减。若胸膈满闷者，可加藿香、郁金以芳香辟秽、疏利气机；若口渴较甚者，可加花粉以清热生津；若项肿咽痛者，可加马勃、玄参以解毒消肿；若热入气分而见气粗如喘者，可加麻黄、石膏、知母以清肺平喘。

2. 进展期

邪入气分。这一阶段病情进一步加重，可出现喘咳气促、胸闷憋气、面部紫晦、口唇青紫等症状，多为疫毒炽盛、肺失宣肃、气机壅滞而致。此阶段应及时采用中西医结合方法进行治疗。中医辨证治疗可分为以下 2 种类型。

（1）疫毒壅肺型。

证候：身热，汗出，烦渴，咳嗽喘促，或胸闷胸痛，痰黏不爽，舌红，苔黄，脉滑数。

辨证要点：身热，汗出，咳喘，舌红，苔黄，脉滑数。

病机分析：邪入气分，疫毒壅肺，肺气阻滞，气失宣肃而致咳喘、胸闷且痛；热毒郁肺、灼伤肺津，则身热、汗出，烦渴、痰黏不爽；舌红苔黄、脉滑数为热毒郁肺之象。

治法：清热宣肺，泻肺平喘。

方药：麻杏甘石汤、千金苇茎汤合葶苈大枣泻肺汤加减。麻黄 12 g（去节），杏仁 10 g（去皮尖），石膏 30 g（碎，包煎），冬瓜仁 30 g，桃仁 10 g，芦根 20 g，黄芩 10 g，鱼腥草 30 g，葶苈子 20 g，桔梗 6 g，炙甘草 5 g。

煎服法：水煎服。上药放水 600 mL 浸泡 15 分钟（麻黄另泡）后，先煮麻黄去沫，待麻黄煮沸 5 分钟后，将浸泡药物连水一起纳入，合煎 30 分钟即可。每日 1 剂，分 2 ～ 3 次温服。

（2）肺热腑实型。

证候：潮热便秘，喘促不宁，痰涎壅盛，舌红少津，苔黄腻或厚浊而黄，右寸实大。

辨证要点：潮热便秘，喘促不宁，痰涎壅盛，苔黄腻，右寸实大。

病机分析：痰热阻肺，热移大肠，以致燥屎内结，腑热上蒸迫肺，则喘促不宁，痰涎壅盛；苔黄腻或厚浊而黄、右寸实大为肺内邪热炽盛之象。

治法：宣肺化痰，通腑泄热。肺与大肠相表里，疫毒壅肺，移热大肠，大肠传导失司而致。可用通腑泻热法（即泻表安里法），腑热清则肺气安宁。

方药：《温病条辨》所载宣白承气汤加味。生石膏 30 g（碎，包煎），生大黄 9 g（后下），杏仁 10 g，瓜蒌皮 12 g，知母 10 g，茯苓 15 g。

煎服法：水煎服。上药放水 600 mL 浸泡 15 分钟（大黄除外）后，水煎煮沸 30 分钟，纳入大黄，再煮沸 5 分钟即可。每日 1 剂，分 2～3 次温服。

3. 危重期

多为疫毒之邪极盛，以致正气衰败、疫毒内陷而引起，宜及时采用中西医结合综合治疗方法急救。中医可分为热犯心包、内闭外脱和大气下陷 3 个证型辨证论治。

（1）热犯心包（即邪毒逆传、直犯心包）型。

证候：身体灼热，神昏谵语，或昏聩不语，舌謇，肢厥。

辨证要点：身热，神昏，舌謇，肢厥。

病机分析：疫毒炽盛，由肺及心，直犯心包，蒙蔽清窍而致。

治法：清心开窍。

方药：《温病条辨》所载清宫汤加减。水牛角 30 g（先煎），玄参心 20 g，莲子心 6 g，竹叶心 6 g，连翘心 6 g，麦冬 15 g。

煎服法：水煎服。上药用水 600 mL 浸泡（水牛角除外），水牛角先煎沸 40 分钟后，将浸泡药物连水一起纳入，合煎煮沸 20 分钟即可。每日 1 剂，分 2～3 次温服。

注射法：配合清开灵注射液静脉滴注，每次 20～40 mL，每日 1～2 次。

临床运用时，若有神志昏迷者，可配合服安宫牛黄丸，1 丸/次，每日 1～2 次。若伴四肢抽搐者，可配合服紫雪丹，1 粒/次，每日 1～2 次。若有口噤不开者，可配合服至宝丹，1 丸/次，每日 1～2 次。用时研成细末，开水溶解后经鼻饲给药。

（2）内闭外脱（即痰瘀内闭、心阳欲脱）型。

证候：神识朦胧，神昏谵语，烦躁不安，甚至昏迷，喘促气急，或伴喉间痰鸣，面色紫晦，四肢厥冷，汗出如珠，唇舌青紫，苔黄腻或厚浊而黄，脉细促而数或浮大而数。

辨证要点：神昏烦躁，喘促气促，喉间痰鸣，汗出肢冷，唇舌青紫，苔黄腻或厚浊，脉细促或浮大而数。

病机分析：疫毒犯肺，灼津成痰，痰瘀内闭，心阳欲脱，则气喘痰鸣，神昏烦躁，汗出肢冷；唇舌青紫，苔黄腻或厚浊，脉细促或浮大而数为痰瘀内闭、心阳欲脱之象。

治法：回阳固脱，化痰祛瘀，开窍醒神。

方药：参附汤合菖蒲郁金汤加减。红参15 g（先煎），炮附子15 g（先煎），麦冬15 g，郁金10 g，石菖蒲10 g，竹沥10 g，鱼腥草20 g，薏苡仁20 g，桃仁10 g，瓜蒌仁10 g，茯苓15 g，陈皮6 g，山栀子9 g，牛蒡子10 g，炙甘草5 g。

煎服法：水煎服。上药中红参、炮附子先煎，其他药物用水600 mL浸泡，待红参和炮附子煮沸20分钟时，将浸泡药物连水一起纳入，合煎煮沸30分钟即可。每日1剂，分2～3次温服。

注射法：可配用参附注射液静脉滴注，每日10～20 mL；或配用参麦注射液静脉滴注，每日10～20 mL。同时可配合用苏合香丸或安宫牛黄丸，研碎溶化，鼻饲给药，每次1/2丸，每日2次。

（3）大气下陷（即疫毒内陷、大气衰败）型。

证候：喘促气短，气不得续，心背寒冷，汗出如珠，肢厥，脉微细欲绝。

辨证要点：喘促息微，气不得续，汗出肢冷，脉微细欲绝。

病机分析：疫毒炽盛，心肺大伤，大气下陷，心阳气欲脱而见喘促息微，气不得续，汗出肢冷；脉微细欲绝为阳气衰微之象。

治法：升阳举陷，回阳固脱。

方药：《医学衷中参西录》所载回阳升陷汤加味。黄芪30 g，知母10 g，干姜 15 g，当归 10 g，桂枝 10 g，人参 10 g（先煎），炮附子 20 g（先煎），炙甘草 9 g。

煎服法：水煎服。上药中人参、炮附子先煎，其他药物用水 600 mL 浸泡，待人参和炮附子煮沸 20 分钟时，将浸泡药物连水一起纳入，合煎煮沸 30 分钟即可。每日 1 剂，分 2～3 次温服。

注射法：配合参附注射液静脉滴注，每日 10～20 mL。

4. 恢复期

疫毒犯肺，易伤津耗气，故后期多有气阴两虚表现，且易犯及脾胃，致肺胃阴伤，故恢复期多以养阴清胃为主。

证候：身热未尽或无热，干咳或稍有黏痰，口渴，舌燥，脉细数或细缓。

辨证要点：身无热，干咳，痰黏，脉细。

病机分析：余热未清，肺胃已伤。

治法：滋养肺胃，兼清余热。

方药：《温病条辨》所载沙参麦冬汤加减。沙参 10 g，麦冬 10 g，玉竹 15 g，生扁豆 10 g，冬桑叶 10 g，鱼腥草 15 g，杏仁 10 g，茯苓 15 g，桔梗 6 g，生地 15 g，炙甘草 5 g。

煎服法：水煎服。上药用水 600 mL 浸泡 15 分钟后煎煮，煮沸 30 分钟即可。每日 1 剂，分 2～3 次温服。

（三）新冠肺炎的预防

我国已成功研制新冠肺炎疫苗，注射疫苗是预防该病的一个主要有效措施，现已在适合接种疫苗的人群中广泛应用。另外，截断传染源途径也非常重要，要远离疫情严重的区域，避免到疫区探亲访友或旅游；要注意佩戴口罩，勤洗手，避免近距离人与人接触；要少去人群密集之场所，如市场、超市、火车站、汽车站等人流集中的地方；要保持室内空气流通。同时，要注意锻炼身体，增强体质和自身抗病能力。

除上述预防措施外，亦当重视中药预防。中医自古就有"不治已病治未病"之说，如在未患病时要积极预防。因病初多从表入里，出现肺卫症状，故当以汗法为主，如清代名医叶天士《外感温热篇》中所云："在卫汗之可也……"宜选用口服中药汤剂或配方颗粒进行预防，可应用以下2个方子：①清热解毒抗疫方。金银花15 g，连翘10 g，贯众10 g，板蓝根10 g，山芝麻10 g。每日1剂，水煎取200 mL，分2次温服，可连续服用1周。该方适用于内热体质的人群。②芳香辟秽抗疫方。苍术10 g，贯众10 g，石菖蒲10 g，藿香10 g。每日1剂，水煎取200 mL，分2次温服，可连续服用1周。该方适用于寒湿体质的人群。

医　案

一、胸痹心痛

《金匮要略》胸痹篇有"胸痹之病，喘息咳唾，胸背痛，短气，寸口脉沉而迟，关上小紧数，栝蒌薤白白酒汤主之""胸痹不得卧，心痛彻背者，栝蒌薤白半夏汤主之"的记载，指出胸痹是胸背相引而痛、气短或气喘、咳嗽吐痰，甚至累及到心，而引起心痛且牵引背部作痛等症状表现的一种疾病。胸痹较轻而心痛较重。其为"阳微阴弦"所致，"阳微"是指上焦阳气亏虚，"阴弦"是指下焦阴邪壅实，阴邪也就是寒凝、瘀血、痰浊之类阴实之邪气。因为上焦阳气虚，则下焦阴实之邪得以乘虚上犯阳位而发生胸痹，所以此病当"责其极虚也"，说明了胸痹本虚标实的病性。本虚为胸中阳气亏虚，胸为心肺所居，而心为阳中之阳，所以主要是指心之阳气亏虚；标实为寒凝、血瘀、痰浊等阴邪痹阻。阳虚则生内寒，寒凝则温气不行、血滞成瘀，血瘀则津液不行、内聚成痰，如尤在泾《金匮要略心典》中说："阳痹之处……必有痰浊阻其间耳。"故胸痹实为痰瘀痹阻、心络不畅、抑遏心阳而致。至于治疗，张仲景立通阳泄浊法，创立瓜蒌薤白白酒汤、瓜蒌薤白半夏汤、枳实薤白桂枝汤等方子，沿用至今，仍有较好的疗效。笔者宗张仲景之法而加以变通，认为胸痹之治，当扶正祛邪、正邪兼顾。扶正宜益气通阳，补心之阳气，温气以行则能推动血液正常运行，而无瘀血痰凝之变；祛邪宜化痰通瘀，痰瘀消则心络自通，元气自复，脏气方可安宁。正所谓"脏气强则邪气无扰，邪气去则脏气安宁"。

【案例1】邬某，男，66岁。1987年2月28日初诊。诉1980年始患冠心病，近月来常感左胸膺刺痛，固着不移，每晚发作2～3次，白天1～2次，劳动即作，伴有胸闷如窒，心悸头晕，气短乏力，不耐作劳，纳少失眠。初服潘生丁、心痛定可缓解，继服则效果不著，且感头晕头痛，身冒冷汗，以至厌医拒药，丧失治疗信心。后经女儿多次相劝，方来医院寻求中医治疗。体查见面色晦暗，舌淡暗，苔白腻而滑，脉弦细。检查示血压140/96 mmHg，心率60次/分，节律规则。心电图提示窦性心动过缓、不完全性左束支传导阻滞。西医诊断为冠心病心绞痛（混合性）、高血压、心律失常（不完全性左束支传导阻滞）。中医诊断为胸痹（心脾气虚，痰瘀闭阻）。治宜补益心气，除痰通瘀。处方：党参18 g，五指毛桃根50 g，白术15 g，茯苓15 g，橘红6 g，法半夏10 g，枳实6 g，竹茹10 g，丹参15 g，山楂15 g，瓜蒌壳12 g，甘草5 g。每日1剂，水煎取200 mL，分2次温服。连服4剂后，胸痛明显减轻。服至10剂，胸痛消失，胸闷心悸明显减轻，体力日增。连续用药30天，诸症基本消失，舌脉正常，血压126/84 mmHg，心率66次/分，复查心电图正常。随访3年未复发。

【案例2】刘某，男，64岁。1990年9月8日初诊。诉因患急性心肌梗死曾先后2次住院治疗。此次出院不到1个月，又感觉胸闷胸痛，固着不移，脘腹胀闷，不思饮食，动则汗出，气短乏力。体查见面色苍白，舌淡暗，边有齿印，苔厚腻，脉弦滑而沉取无力。检查示血压160/94 mmHg，心率82次/分，节律规整。心电图示陈旧性心肌梗死、T波异常（T Ⅱ、Ⅲ、aVF、V5、V6倒置）。西医诊断为心肌梗死后心绞痛、高血压。中医诊断为胸痹（心脾气虚，痰瘀痹阻）。治宜益气健脾，化痰行瘀。处方：西洋参6 g（蒸服），党参18 g，白术12 g，法半夏10 g，橘红、枳壳各6 g，茯苓15 g，山楂12 g，竹茹10 g，丹参15 g，甘草5 g，田七粉3 g（冲服）。每日1剂，水煎取200 mL，分2次温服。连服6剂后，胸痛腹胀明显减轻，食欲改善。继服15剂，胸痛腹胀诸症消失，饮食正常，体力增强，可到室外活动。守方治疗1个月，症状基本消失。血压140/86 mmHg，心电图复查示T波异常明显改善（TⅡ、Ⅲ、aVF、V5、V6由倒置变为低平）。继用此方调治3个月，随访3年症状未复发。

按语：以上2例胸痹患者，均合并有高血压。其病位多在于心，且已累及于脾。病性属本虚标实，以气虚尤其是心气虚为本，痰瘀为标。其病机为脏气失调，气血、津液营运不畅，以致痰瘀内着，痹阻心脉，抑遏心气。脏虚是内在病理基础，痰瘀是脏虚之病理产物，且贯穿于胸痹心痛发病过程之始终，亦即"脏气虚于内，痰瘀痹于中"。治疗上应当虚实兼顾，标本同筹，宜用补气健脾、化痰通瘀之法，如用四君子汤合温胆汤化裁。方中党参益气补脾以运中州；白术、茯苓利湿除痰，健脾宁心；白术合枳实（或枳壳），可理气而除胸痞；茯苓配党参则补脾宁心，配法半夏、橘红则理气化痰；山楂消食痰而通血脉；五指毛桃根健脾化痰，行气除湿，与党参合用，可助其补益脾气，补而不滞。诸药配伍，有补气健脾、化痰通瘀之功，故能收到满意的治疗效果。

二、心悸

"悸者，动也。"心悸即自觉心中跳动、不能自主的一种病证，亦称惊悸、怔忡。自古认为，惊悸多因外受刺激，时有发作，呈阵发性，且症状较轻，所谓"惊自外至者也，惊则气乱"；怔忡多因脏气亏虚，由内而起，时时发作，症状较重，故有"夫怔忡者，此心血不足也"之记载。心悸的病因有多种，或为阳气内虚，或为阴血内耗，或为饮停心下、水气乘心，或为事故繁冗、劳心伤神，或为气郁不宣，化火扰心等。但总归为心失所养、神无所归、悸动不安，或心神受扰、心气逆乱、心神不宁而作。其病有虚有实，虚多实少，且每多虚实兼见。治疗上以补虚为主，虚实兼顾。补虚宜补气养阴，或温阳益气，泻实当疏肝、清火、化痰、祛瘀、利水，随证施治。若心悸日久不愈，心失所主，阳气耗散，心神浮越，则当镇心安神，宜用龙骨、牡蛎之类潜阳之品，收敛浮阳而安其位。

【案例1】雷某，女，60岁。2015年5月23日初诊。自述心慌心跳反复3年余，加重2周，伴心烦少寐，耳鸣时作，以左耳为甚，口干欲饮，胃纳可，二便调。既往有高血压及心律失常病史3年余。动态心电图检查提示频发室性早搏（15800次/天），常服琥珀酸美托洛尔及降压西药治疗，血压控制尚可，但早搏无减少，故寻求中医治疗。检查示心率86次/分，早搏15次/分。诊见舌淡红，苔少，脉细结代。参合脉证，断为心悸，辨证属气阴两虚。治宜益气养阴，复脉定悸，给予宁心复脉汤治疗。处方：党参20 g，麦冬15 g，北五味子10 g，丹参10 g，茯苓15 g，苦参10 g，干生地30 g，桂枝10 g，炒酸枣仁15 g，火麻仁15 g，阿胶10 g（烊化），炙甘草10 g。予药7剂，每日1剂，水煎分2次温服。

2015年5月30日二诊。服药后心悸心慌、口干明显好转，耳鸣减轻，睡眠有所改善。舌淡红，苔少，脉细结代。心率78次/分，早搏8次/分。效不更方，党参改为太子参15 g。继予7剂，每日1剂，水煎分2次温服。

2015年6月6日三诊。服药后心悸心慌、耳鸣继续减轻，睡眠改善。舌淡红，苔少，脉细结代。心率76次/分，早搏5次/分。守方加石菖蒲10 g、远志6 g，以开窍宁神。继予7剂，以巩固疗效。

2015年6月12日四诊。服药后心悸、耳鸣偶尔发作，睡眠、胃纳均可。舌淡红，苔薄白，脉细，时有结代。心率78次/分，早搏3次/分。效不更方，继予7剂，以巩固疗效。

按语：心律失常属中医"心悸"范畴，此病多因久病不愈，气阴耗伤，或年老而心气始衰，阴损及阳，心失滋养和温煦而发，即所谓"年六十而心气始衰"。临床多见虚证或虚中夹实证，治疗以滋养心阴或温通心阳为本。患者因气阴两虚，心脉失养，心神不宁，故而心悸、心慌；肾阴亏虚，水不济火，心肾不交，则心烦少寐，口干耳鸣；苔少脉细为阴虚之征；脉结代乃心气虚不能鼓动血脉，气血不能自续之候。治宜益气通阳，滋阴复脉，予自拟经验方宁心复脉汤治疗。《伤寒论·辨太阳病脉证并治下》第177条云："伤寒脉结代，心动悸，炙甘草汤主之。"宁心复脉汤之方乃从《伤寒论》炙甘草汤化裁而来。方中炙甘草为君药，益气补中，通利血脉，《名医别录》谓甘草可"通经脉、利血气"。生地、麦冬、阿胶、火麻仁、北五味子、酸枣仁、茯苓滋阴养血，宁心安神，重用生地滋阴血以养心脉；党参、桂枝益气通阳，行瘀复脉；以上9味共为臣药。苦参清热燥湿坚阴，"安五脏，定志益精"，现代药理研究表明，苦参所含活性成分苦参碱和氧化苦参碱均有抗心律失常作用；丹参活血通脉；此二药同为佐使药。诸药配伍，滋而不腻，温而不燥，使阴阳气血调和，心脉得复，则心中动悸自可安宁。

【案例2】董某，女，33岁，已婚。2018年2月16日初诊。因反复心悸心慌1个多月而来诊。诉1个月前因商场管理工作繁忙，而突觉心中悸动，间有心跳偷停，伴胸闷气短，偶尔头晕，夜难入睡，时有心烦，纳可，二便正常。曾于1月22日行24小时动态心电图检查，提示心率81次/分，室性早搏单发24667个，阵发性二联率305个，三联率2223个。诊为频发室性早搏，建议行射频消融术治疗。就诊时检查示心率86次/分，早搏20次/分，呈二联率或三联率。因怕西药影响生育而求治于中医。中医诊见舌淡红，苔薄白，脉细、结代。参合脉证，辨病诊为心悸，属心阴亏虚之证。姑拟益气养阴、宁心安神之法，予天王补心丹加减。处方：太子参15 g，麦冬12 g，五味子6 g，丹参10 g，玄参10 g，茯苓15 g，炒枣仁20 g，远志6 g，当归6 g，生地20 g，生牡蛎30 g，生龙骨30 g，炙甘草12 g。予药7剂，每日1剂，加水800 mL，煎取200 mL，分2次，温开水送服。

2018年2月23日二诊。心悸渐平，偶有胸闷气短，睡眠改善，不觉心烦。检查示心率78次/分，早搏10次/分，呈二联率。舌尖稍红，苔薄白，脉细结代。守方加入苦参10 g、灯心草2 g、大枣6 g。继予14剂，煎服法同上。

2018年3月9日三诊。无自觉心悸，胸闷气短消失，睡眠基本正常。检查示心率76次/分，早搏4次/分，偶有二联率。舌淡红，苔薄白，脉细，偶有结代。守方调治，间断服用 3 个月余。检查示心率 72 次 / 分，早搏消失。舌淡红，苔薄白，脉细。6 月 29 日动态心电图复查示 mHR=73，室性早搏单发 3391 个，二联率 33 个，三联率 161 个。遂停服中药。

按语：心主血，脉舍神。此病为烦劳伤神，心阴暗耗，心失所养，神无所舍，浮越不定，而作心悸而烦，心神不宁，夜难就寝。阴损及阳，心气亏虚，胸阳不展，清空失养，而见胸闷气短，头晕乏力。脉细结代，正为心阴亏虚、脉道不利之征。方中以生脉散益气养阴；生地、当归、玄参、丹参滋阴养血，活血益心；枣仁、远志宁心安神；牡蛎、龙骨镇心安神；炙甘草调和诸药，且能通经脉，利血气。诸药合用以达益气养心、滋阴潜阳、镇心安神之功，使心有所养，神有所藏，心神无扰，心志安宁而心悸自除。

以上 2 例患者均为心脏早搏，中医辨病为心悸，均以滋养心阴为重。前者年高，心气衰弱，重在通阳益气；后者年轻，心阴亏虚，重在益气养阴。审因论治，故遣方用药，自当有别。

三、眩晕

眩指目眩，即眼花，视物模糊；晕指头晕，多有旋转感，或晕动如坐舟车。眩和晕常相互并见，故称眩晕。眩晕是临床常见以症状言病名的一种病证。其病有外感和内伤之分。外感多与外邪侵袭有关，如风寒入侵，由表及里，伤及脾胃，脾胃升降失和，故可有眩晕、呕吐、腹胀、便溏等症状。内伤多与脏气失调、肝风内动有关，如肝阳上亢、风阳上扰，气血不足、血虚风动，痰浊中阻、风痰上蒙，肝肾亏虚、阴虚风动，瘀血阻络、瘀阻风动等。其因种种，均与肝风有关，如《素问·至真要大论》曰："诸风掉眩，皆属于肝。"故其治疗当以平调阴阳、调理脏气、平肝熄风为要。

【案例 1】文某，女，85 岁。2012 年 5 月 26 日初诊。因头晕眼花发作 1 周而由儿子扶送门诊就医。诉近 1 周来无明显诱因而感头晕眼花，胸闷恶心，呕吐清涎，伴有畏寒，纳食尚可，大便干结，每日 1 次，小便自调。既往有高血压史，平时血压波动在（130～170）/（64～96）mmHg，常服坎地沙坦片治疗。诊见舌淡红，苔白腻，脉虚弦。西医诊断为高血压 2 级、极高危组。中医辨病属眩晕，辨证为肝风挟痰、上扰清窍之候。治宜化痰熄风，平肝潜阳。方用半夏天麻白术汤加味。处方：法半夏 10 g，白术 10 g，茯苓 15 g，陈皮 6 g，天麻 10 g，钩藤 15 g（后下），石决明 30 g，白蒺藜 10 g，珍珠母 30 g，甘草 5 g。予药 7 剂，每日 1 剂，水煎分 2 次温服。

2012 年 6 月 2 日二诊。诉头晕眼花明显减轻，无胸闷呕恶，二便自调。舌淡红，苔薄白，脉弦细。效不更方，守方继进 7 剂，以巩固疗效。随访 1 个月，眩晕无再复发。

按语：耄耋老人，肾虚精亏，肝木失养，肝气旺而风内动，故病眩晕。木旺克土，脾虚生痰，肝风挟痰，上扰清窍，而见头晕眼花、胸闷恶心；中阳不振，虚寒内生，而见畏寒、呕吐清涎、大便干结；苔白腻，脉虚弦，乃痰浊中阻、脾虚肝旺之象。参合脉证，其病本虚标实，乃肝风挟痰、脾虚肝旺之候。治疗首当化痰熄风，平肝潜阳，次以健脾益肾，而善其后。方中天麻、钩藤、白蒺藜平肝熄风；石决明、珍珠母滋阴潜阳；法半夏、白术、茯苓、陈皮、甘草健脾化痰。诸药配伍，功可化痰熄风，平肝潜阳，使风木得平，则头眩自宁，故能药到病除。

【案例 2】侯某，男，63 岁。2015 年 5 月 23 日初诊。患者诉 5 月 1 日因头晕跌倒，就诊时检查出患有高血压，平素性情较急躁。现觉头晕眼花，伴有头胀昏沉，腰部疼痛，两下肢麻木，夜难入睡，二便正常。舌红，苔白略厚，脉细弦。检查示血压 142/90 mmHg。服用坎地沙坦片治疗，血压时有波动而自行停服，转求中医治疗。参合脉证，辨病诊为眩晕，辨证为肝肾阴虚，水不涵木，风阳上扰。治宜平肝熄风，滋养肝肾。方用天麻钩藤汤化裁。处方：生地 15 g，天麻 10 g，钩藤 20 g，菊花 10 g，茯苓 15 g，白蒺藜 10 g，龟板 15 g（先煎），生牡蛎 30 g（先煎），黑豆 15 g。予药 7 剂，每日 1 剂，水煎分 2 次温服。

2015 年 5 月 30 日二诊。服药后头晕减轻，腰部疼痛、下肢麻木缓解，睡眠改善，舌红，苔白腻，脉细弦。效不更方，守方继进7剂。

2015年6月6日三诊。服药后头晕偶作，但较轻微，夜寐可，二便调。舌稍红，苔白，脉细略弦。守方加牛膝10g，继予7剂，以巩固疗效。随访3个月，家庭自测血压128/66 mmHg。

按语：患者素体性急易怒，肝阳偏亢。阳亢化风，风阳上扰，故作头晕眼花；肝阳偏亢，损及肝阴，筋脉失养，则见下肢麻木；肝肾阴亏，腰府不充，心肾不交则见腰部疼痛，夜难入寐。舌红，苔白略厚，脉细弦，为风动于上，阴亏于下，上盛下虚之征。此病风阳为标，肝肾为本，病性属本虚标实。治疗当标本兼顾，姑拟平肝熄风、滋补肝肾之法，方用天麻钩藤汤化裁。方中天麻、钩藤平肝熄风，《本草征要》谓"天麻为治风之神药，虚风内作，非天麻不能治；钩藤，去风甚速，有风症者必宜之"，为君药；龟板、生牡蛎育阴潜阳，菊花、白蒺藜清肝熄风，共为臣药；黑豆、生地、茯苓养血补肾，宁心安神，共为佐药；牛膝引血下行，为使药。诸药配伍，共奏平肝熄风、滋补肝肾、宁心安神之功。此案重在标本兼治，故而收效。

【案例3】黄某，女，79岁。就诊时诉因反复头晕15年，再发并呕吐1小时而于2017年12月22日入院。诉经常头晕头胀，眼花，乏力。入院前1小时无明显诱因而突发头晕，甚欲晕仆，伴胸闷气短，呕吐（为胃内容物），上腹部灼痛，反酸。既往有冠心病、高血压、糖尿病、脑梗死病史，曾行PCI，常服抗凝、降脂和降压西药治疗。入院检查示血压86/54 mmHg；血常规示红细胞3.01×10^{12}/L，血红蛋白91 g/L；心电图示左束支传导阻滞、T波改变。诊断为高血压3级、很高危组，冠心病支架植入后状态，2型糖尿病，慢性胃炎，缺铁性贫血。给予降脂、稳斑、护胃、补充铁剂等对症治疗，病情稳定。但仍头晕，且红细胞和血红蛋白较低，补充铁剂未效而邀请中医会诊。诊见头晕眼花，动则尤甚，面白不华，舌淡暗、边有齿痕，苔白，脉细数无力。中医辨病属眩晕、气血亏虚证。给予归脾汤加减，处方：黄芪30g，当归10g，桂圆肉10g，太子参15g，党参20g，白术10g，山药15g，陈皮6g，茯苓15g，炒麦芽15g，木香6g（后下），炒枣仁15g，大枣10g，炙甘草5g。每日1剂，水煎分2次温服。服药2周后，病人症状明显改善，头晕、胸闷、气短、乏力诸症消失，血压稳定，血常规示红细胞 $3.48×10^{12}$/L，血红蛋白 106 g/L。继予香砂六君子汤调理善后。

按语：患者以头晕欲仆、头胀、眼花为主要症状，伴胸闷气短、恶心呕吐，断为眩晕无疑。盖因年高肾虚，精血不足，肝阴失养，肝阳无制，阳升风动，内扰清窍而作眩晕。肝木偏旺，乘脾犯胃，气失和降，则腹痛、呕吐反酸；气虚不展，血行迟滞，则见胸闷气短、乏力；苔白为兼有内湿之征，舌暗、脉涩为血行瘀滞之象。其病性以虚为本，治宜气血双补，缓以图本。方中太子参、黄芪、当归、桂圆肉补气生血；党参、白术、山药、枣仁、茯苓、大枣健脾养心；陈皮、木香、麦芽理气燥湿，健胃消食，使补而不滞；甘草调和诸药。诸药配伍，共建气血双补、健脾和胃之功。使脾胃健运，生化有源，气血自可复元。

【案例 4】余某，男，11 岁。2019 年 6 月 14 日初诊。母亲代诉反复头晕 3 个月余。头晕呈昏沉感，但无视物旋转，无恶心、呕吐，上学时明显，伴乏力，纳差脘痞，大便正常。平素易患感冒鼻塞。因在外院反复治疗无效而来诊。鼻咽部 CT 检查提示鼻窦炎。中医诊查见舌稍淡，苔白略厚，脉滑。参合脉证分析，病属眩晕，辨证为痰湿中阻、风痰上蒙之候。初拟燥湿化痰、平肝熄风之法，宗半夏白术天麻汤加味。处方：法半夏 9 g，党参 10 g，白术 10 g，陈皮 6 g，茯苓 10 g，炒苍耳子 6 g，白芷 10 g，天麻 6 g，钩藤 12 g，石决明、珍珠母各 20 g（先煎），甘草 5 g。予药 7 剂，每日 1 剂，水煎服。

2019 年 6 月 17 日二诊。头晕症状有所减轻，仍有乏力，纳差。效不更方，守方继予 3 剂，煎服法同前。

2019 年 6 月 22 日三诊。头晕明显减轻，可以上学，但仍有乏力，纳差，舌淡，苔腻，脉滑。考虑痰浊未清而正气已虚。守方加黄芪 20 g，继予 3 剂，煎服法同前。

2019 年 6 月 25 日四诊。基本无头晕，纳食好转，舌淡，苔腻，脉滑。守方加姜厚朴 10 g，加大黄芪用量至 30 g。继予 10 剂，煎服法同前。

2019 年 7 月 5 日五诊。无头晕，纳稍差，舌淡，苔薄白，脉细。考虑痰浊渐化，脾虚未复，改以健脾益气、佐以清热消积之法。处方：党参10 g，白术10 g，陈皮5 g，茯苓10 g，山药10 g，赤芍15 g，红枣9 g，山楂6 g，建曲10 g，黄连3 g，使君子8 g，甘草5 g。予药10剂，每日1剂，水煎服。

2019年7月18日电话咨询，诉已无头晕症状，纳食正常。随访2个月，未见眩晕再发。

按语：患者因患鼻渊而久治无效，鼻窍不通，病及于肺，肺虚则表卫不固，故平素易患感冒鼻塞。子病及母，由肺及脾，渐至脾胃受损，运化无力，痰湿内生，故而脘痞纳差；痰湿中阻，肝木郁滞，化热生风，内犯脾胃，挟痰上蒙清窍，故而发为眩晕。乏力、舌淡为气虚之征，苔白厚，脉滑，为痰湿内生、食滞化热之象。脉证合参，可知其病病位在肺脾肝，性属本虚标实，脏气亏虚为本，内风痰浊为标。治疗首当燥湿化痰，平肝熄风，以除痰定眩；次以益气健脾，清热消积，以调理脾胃而善其候。此案由鼻渊而起，其病由肺及脾及肝，辨证求因，从肝风、痰浊立论，理法方药丝丝入扣，故能收到桴鼓之效。

以上4则案例，虽同为眩晕，但致病原因各不相同。案例1和案例4，一老一少，虽均为风痰上蒙而致眩，但前者为年事已高，肝肾亏虚，因虚生风，挟痰上扰而致；而后者为脾胃不和，运化失司，湿聚生痰，痰浊上蒙而致。案例2为肝肾不足，阴虚阳亢，风阳上扰而作。案例3为气血亏虚，清窍失养而作。其因不一，则治法不同，辨证尤当审慎。属风阳上扰者，以头晕胀痛，伴性急易怒为主；属风痰上蒙者，以头晕且重，伴胸闷恶心，苔白厚或浊腻，脉滑为主；属胆火上炎者，以头晕目眩，伴口苦口干，苔黄，脉弦数为主；属肝肾阴亏者，以头晕昏沉，伴腰膝酸软，舌红脉细为主；属气血亏虚者，以头晕眼花，伴面色苍白或萎黄不华为主。在遣方用药上，无论为何种原因所致眩晕，均可酌加平肝熄风、育阴潜阳之品，如天麻、钩藤、白蒺藜、阿胶、白芍、醋龟板、炙鳖甲、生石决、生牡蛎、珍珠母等药物，方能熄风定眩而提高治疗效果。

四、头痛

头痛是指以头部、前额部、后脑勺部或两侧头部发生疼痛为主要临床表现的一种病证，也是以症状而言病名的常见内科疾病之一。头痛有外感头痛和内伤头痛之分。外感头痛多为突然头痛，痛无休止，呈持续性，常伴有恶寒、发热、脉浮等表证；内伤头痛多为缓慢发作，时作时止，呈间断性，常伴有脏气不和、阴阳失调之里证，如风阳上扰、肝火亢盛、痰浊上扰、气血亏虚、瘀血阻络等。治疗当明辨外感与内伤，外感当以祛邪止痛为主，邪去则痛止；内伤当以调理脏气、平调阴阳为主，佐以止痛，脏气和则邪气无扰，其痛自除。

【案例1】韦某，女，55岁。2012年3月20日初诊。诉后脑勺部位隐痛已反复1个月，时发时止，伴头晕乏力，夜寐欠安，醒后不易再入睡，中药西药（名不详）均服过，纳可，二便自调。平素性情偏急躁。诊见舌淡暗，苔薄白，脉弦细。检查示血压145/70 mmHg。辨证诊断属头痛，乃阴虚阳亢、风阳上扰之候。治宜平肝熄风，潜阳止痉，自拟偏头痛方治疗。处方：石决明30 g（先煎），菊花10 g，白芍15 g，牛膝10 g，天麻10 g，麦冬10 g，地龙10 g，生牡蛎30 g（先煎），钩藤15 g，全蝎5 g，甘草5 g。予药7剂，每日1剂，水煎分2次温服。

2012年3月27日二诊。诉服药后头痛明显减轻，无头晕，夜寐有所改善，能入睡，二便正常。诊见舌淡红，苔薄白，脉细缓。检查示血压120/70 mmHg。效不更方，守原方继予7剂以巩固疗效。

按语：患者头痛兼有头晕，且时发时止，显然系内伤头痛无疑。盖因患者已年近花甲，天癸已竭，精血不足，水亏无以涵木，肝阴不足，阴虚阳亢，化风内扰，始作头痛眩晕。其病在肝，性属本虚标实，以肝阴为本，风阳为标，治宜标本兼顾。方以天麻、钩藤平肝熄风，为君药；菊花、石决明、生牡蛎清肝平肝以潜阳，为臣药；麦冬、白芍养阴柔肝，地龙、全蝎祛风止痉，共为佐药；甘草缓急，调和诸药，为使药。诸药配伍，共奏平肝潜阳、熄风止痉之功。方药切当，故能药到病除。

【案例2】莫某，男，55岁。2012年2月4日初诊。诉左侧头部疼痛1个月余，加重2周而前来就诊。自1月以来，无明显诱因而发现左眼角边皮肤起红色片状皮疹，自觉伴有左侧头部疼痛，呈阵发性抽掣样痛，每次持续3～5分钟，曾到某医院就医，诊为"病毒性神经性头痛"，给予抗病毒药口服和静脉输注等，治疗近1个月，疱疹虽消失，但左侧头痛未愈，近2周来时常发作，手触尤为明显，伴有左手臂及肩胛疼痛，口苦，小便时黄。诊见舌稍红，苔白，脉弦略数。辨证属头痛，乃风邪病毒入络、肝木偏旺之候。治宜平肝潜阳，通络止痉。处方：生石决30g（先煎），菊花10g，生牡蛎20g（先煎），白芍15g，钩藤15g，地龙10g，全蝎6g，牛膝10g，炙甘草5g。予药4剂，每日1剂，水煎分2次温服。

2012年2月11日二诊。诉服药后头痛明显减轻，左臂及肩胛疼痛已除，仅左侧头部颞部轻微疼痛，纳、寐正常，二便自调。舌淡红，苔白，脉缓。效不更方，守方继进7剂。随访3个月，头痛已消失且未再发作。

按语：头痛有外感与内伤之分，患者初病头痛，乃由风邪病毒所侵引起。经治疗而疼痛未见消失，缘由风邪入络，伤及于肝，煽动肝火，内耗肝阴，阳无所制，上扰清窍。其病已由外感头痛转为内伤头痛，病位在肝，乃肝阳化风之候。治宜平肝潜阳，通络止痉。方中钩藤平肝熄风，为君药；生牡蛎、生石决平肝潜阳，为臣药；菊花、白芍清肝柔肝，地龙、全蝎祛风通络以止痉，牛膝引血下行，同为佐药；炙甘草味甘缓急，调和诸药，为使药。诸药配伍，共奏平肝潜阳、祛风通络、熄风止痉之功。药证合拍，故能收到桴鼓之效。

【案例3】肖某，男，42岁。2012年11月2日初诊。诉后头部阵发性疼痛近2个月，呈隐痛为主，时有刺痛感，伴有夜寐多梦，二便正常。诊见舌红苔少，脉细。检查示血压140/100 mmHg。西医诊断为高血压2级、中危组。中医诊为头痛，乃阴虚阳亢、风阳上扰之候。治宜平肝熄风，滋阴潜阳，方用天麻钩藤饮配方颗粒（含生药5g/g）。处方：天麻2g，钩藤3g，石决明4g，茯苓2g，杜仲2g，黄芩2g，山栀子2g，桑寄生2g，牛膝 2 g，益母草 2 g，夜交藤 2 g。予药 14 剂，每次 12.5 g，每日 2 次，早、晚开水冲服。

2012 年 11 月 16 日二诊。药后仍有后头部隐痛，但几分钟即止，夜寐多梦。舌稍红，苔薄白，脉弦细。检查示血压 136/86 mmHg。守方继进 14 剂。

2012 年 11 月 30 日三诊。药后头痛已消失，夜寐有梦，大便干结，小便自调。舌稍红，苔薄白，脉细缓，检查示血压 136/92 mmHg。守方加减调治，处方：天麻 1.2 g，钩藤 3 g，菊花 3 g，石决明 3.6 g，决明子 6 g，白芍 6 g，桑寄生 2.4 g，牛膝 1.8 g。继进 14 剂，以巩固疗效。

按语：患者头痛间作近 2 个月，时或刺痛，乃久痛入络之证；夜寐梦多纷纭，为阴虚于内，阳扰于上，心神浮游不宁之征；舌红苔少、脉细正为阴虚内热之象。脉证参合，断为内伤头痛，乃阴虚阳亢、风阳上扰之候。治宜滋阴潜阳，平肝熄风，用天麻钩藤饮治疗。方中天麻、钩藤平肝熄风；石决明育阴潜阳；黄芩、山栀子清泄肝火；杜仲、桑寄生、夜交藤、茯苓滋阴益肾，宁心安神；益母草、牛膝引血下行。诸药配伍，使肾水既济，肝火自清，风阳无扰，头痛诸症自可消息。终以滋养肝肾，平肝熄风而善其候。

五、中风

中风亦称脑卒中。此病特点是起病急骤，病情危急，变化迅速，犹如风之善行而数变，故名中风。临床上可表现为突然昏仆，不省人事，多伴有口眼歪斜，言语不利，肢体偏瘫，或无昏仆，神志清醒，仅有口眼歪斜，言语不利，面部麻木，肢体偏瘫。此病为中医四大难证风（中风）、痨（肺痨）、臌（臌胀）、膈（噎膈）之首。临床上视病情轻重缓急，可以分为中经络和中脏腑，且以有无神志改变作为鉴别诊断依据。中经络其证较轻，且无神志改变；中脏腑其证较重，多伴神志改变。现代医学有脑梗死（缺血性中风）和脑出血（出血性中风）之区别，一般脑梗死不会出现昏迷，而脑出血多伴有昏迷，但视其部位和范围而定。脑梗死如梗死范围较大，也会出现昏迷；而脑出血如出血量少，也可不导致昏迷，通过 CT、MRI 等影像检查可以确诊。中风患者大都伴有各种后遗症，如肢体偏瘫、语言不利等，历代医家只能靠中药或针灸治疗，但偏瘫、失语恢复较慢，有的患者往往需要治疗 1 年、几年、十几年，甚至更长时间，才能完全康复，所以称之为奇难杂症。

【案例 1】刘某，33 岁。2012 年 2 月 28 日初诊。家人代诉中风已 2 个月，曾采取西医和针灸治疗而有所好转。现因言语謇涩、费力，吐字不清，伴有右侧肢体乏力，活动不便，由家人扶送来诊。症见胸闷气短，心悸乏力，纳可，夜寐欠安，二便自调。舌淡暗，伸舌不灵、费力，苔白，脉迟缓。平素常易感冒，病前曾有情绪激动诱因。西医诊断为脑出血后遗症。中医辨病属中风，辨证属气虚血瘀、痰闭舌窍、络脉瘀阻之候。治宜益气活血，化痰开窍。方宗《医林改错》补阳还五汤化裁。处方：黄芪 30 g，当归 10 g，生地 15 g，地龙 10 g，白术 10 g，石菖蒲 10 g，川芎 10 g，赤芍 15 g，红花 10 g，丹参 10 g，桃仁 10 g，防风 10 g，茯苓 12 g，远志 10 g。予药 6 剂，每日 1 剂，水煎服。

2012 年 3 月 6 日二诊。服药后胸闷减轻，仍觉肢体乏力较甚，对答反应迟缓，说话费力，大便不畅，舌、脉无明显变化。药证相符，故守原方加减。处方：熟地 15 g，石菖蒲 10 g，赤芍 15 g，黄芪 30 g，红花 10 g，桃仁 10 g，枳实 10 g，茯苓 12 g，远志 10 g，川芎 10 g，干地龙 10 g，胆南星 10 g，天竺黄 10 g，竹茹 5 g。予药 10 剂，每日 1 剂，水煎服。

2012 年 3 月 16 日三诊。服药后胸闷已除，肢体乏力明显减轻，大便已转正常，但仍纳食欠香，对答反应迟缓，说话费力，脉细缓少力。守方去枳实、熟地、赤芍、竹茹。继进 25 剂，每日 1 剂，水煎服。

2012 年 4 月 10 日四诊。服药后能自己来复诊，无须家属陪伴，右侧肢体无力基本恢复，说话吐字日渐清晰，但对答反应较慢，纳增，自觉容易疲劳，二便正常。舌边尖红苔白，脉迟缓。守方略作加减，处方：太子参 15 g，郁金 10 g，远志 6 g，石菖蒲 10 g，黄芪 30 g，红花 10 g，桃仁 10 g，干地龙 10 g，当归 10 g，白芍 15 g，茯苓 15 g，生地 15 g。继进 20 剂，每日 1 剂，水煎服。

2012 年 5 月 18 日五诊。药后语言基本恢复正常，发音清晰，唯走路快时尚有胸闷气短感，小便黄，大便调。舌稍红，苔薄白，脉细缓。效不更方，守方加天竺黄 10 g、瓜蒌壳 10 g。继进 30 剂，以巩固疗效。随访 1 年，已完全康复，可如常人工作。

按语：患者平时工作压力大，易生气动火，2 个月前因琐事生气而突发失语偏枯，断为中风，诚如《素问·生气通天论》所云："大怒则形气绝，而血菀于上，使人薄厥。"盖因过于劳作，肾中真阴亏乏，水不涵木，复因情志所伤，肝阳暴动，引动心火，风火相煽，气血逆乱而为病。风阳内动，挟痰挟瘀，横窜经络，脉络不畅，则见肢体乏力，活动不便；痰瘀痹阻，舌本失荣，则见语言謇涩，即王清任所谓"说话不真"；心脉瘀滞，则见胸闷；心气亏虚，则心悸、气短、乏力；舌淡暗，苔白，脉迟缓，为气虚血瘀之象。其病气虚为本，痰瘀为标，乃本虚标实之证。故治以益气活血、化痰宣窍之法，方用补阳还五汤加味。方中重用黄芪以补气，配丹参以增补气之功，气行则血行，为君药；生地、熟地、当归、赤芍、川芎、桃仁、红花养血活血，祛瘀通络，同为臣药；干地龙通经活络，石菖蒲、远志、郁金、茯苓、竹茹、枳实、胆南星化痰宣窍，行气通络，同为佐使药。初诊用白术、防风配黄芪以固护卫气，实取玉屏风散之意。守方随证加减，灵活运用，旨在益气活血，化痰开窍，行气通络，标本同治，正邪兼顾。理法方药切当，故能获得显著治疗效果。

【案例 2】周某，女，53 岁。2012 年 8 月 31 日初诊。诉曾患脑梗死住院 3 个月，经西医常规治疗配合中医针灸，病情一度好转。但右侧肢体仍活动困难，右臂麻木不能抬起，右手掌不能活动，右下肢无力，步蹒跚，两足背浮肿。平素性情急躁，体肥多痰。诊见舌暗红，苔白腻，伸舌困难，左脉弦滑而数，右脉沉细而数。检查示血压 140/86 mmHg，右上肢肌力 0 级，下肢能抬高至 30°，拖步行走，两足背呈凹陷性水肿。西医诊断为脑梗死后遗症。中医辨病属中风后遗症，乃气虚血瘀、痰阻脉络之候。治宜补气活血，化痰通络，仍宗补阳还五汤化裁。处方：黄芪6g，川芎2g，赤芍3g，郁金3g，当归2g，桃仁2g，红花2g，天麻2g，地龙2.4g，石菖蒲2g，远志1.2g，胆南星2g，天竺黄2g（均为配方颗粒，含生药5g/g）。予药14剂，每日1剂，混匀后分2次，开水冲服。

2012年10月12日二诊。服药后右上肢稍能抬起，足背仍浮肿，伸舌基本正常，舌暗红，苔白厚，左脉弦滑而数。守原方去天麻、郁金，加竹茹2g、枳壳2g、茯苓3g、法半夏1.8g、生地6g。继进14剂，服法同前。

2012年10月26日三诊。服药后右上肢已能抬起，足背浮肿已消大半，舌暗红，苔白腻，脉弦滑。守原方去生地、胆南星，加橘红6g、全蝎6g。继进14剂，服法同前。

2012年11月9日四诊。服药后右上肢已能抬高平肩，足背浮肿已消，舌淡红，苔薄白，脉弦滑。检查示血压145/90 mmHg。临床改以平肝熄风法，予天麻钩藤饮14剂以观察血压情况，巩固疗效。随访6个月，患者生活已能自理，血压维持在正常范围。

按语：患者平素肥胖，形盛气虚，虚风内动，乘脾犯胃，挟痰挟瘀，横窜经络，而致歪僻不遂，发为中风，正如《灵枢·刺节真邪》所云："虚邪偏容于身半，其入深，内居营卫，营卫稍衰，则真气去，邪气独留，发为偏枯。"因痰滞经脉，血行不畅，脉络失养，故作肢体活动受限，抬臂困难，步履艰难；气行则血行，气虚则血行瘀滞，故右侧肢体为显，右脉沉细而数；"血不利则为水"，瘀血化水，水湿下流，故见足部浮肿；舌暗，苔白腻，脉弦滑，乃痰瘀互结之征象。此病气虚为本，痰瘀为标，故治当补气以扶正，化痰活血以祛邪，标本兼顾。方中重用黄芪以补气行血；桃红四物活血祛瘀；天麻平肝熄风，除肢体麻痹；胆南星、天竺黄、地龙、全蝎通经络之滞痰；竹茹、枳壳、橘红、法半夏、茯苓、石菖蒲、远志和胃化痰，清气开窍。诸药相配，共奏补气活血、化痰开窍、祛瘀通络之功。使气旺血行，痰瘀自消，故可收到满意的治疗效果。

六、不寐

不寐亦称失眠，是一种常见的睡眠障碍病证，临床可见入睡困难、入睡易醒、醒后不能再入睡、是睡非睡、寐而不酣、入睡梦多纷纭而睡醒后方止或彻夜不能入眠等。此病证多与情志所伤（如惊吓、思虑、忧郁、恼怒等）、饮食不节（如过饥过饱、喝咖啡、品浓茶等）、劳逸失调、久病体虚等因素有关。《黄帝内经》有"阳入于阴则寐，阳出于阴则寤"之记载，说明了阴阳调和对睡眠非常重要。《景岳全书·不寐》分析了不寐的原因，认为"寐本乎阴，神其主也。神安则寐，神不安则不寐，其所以不安者，一由邪气之扰，一由营气之不足耳"。指出寐以阴为本，以邪为标，属本虚标实之病。因病位在心，心主神明，故心阴亏虚、心血不足尤为关键。治疗当以调和阴阳、养心安神为要。

【案例1】赵某，男，55岁。2012年3月27日初诊。诉患失眠症已7年余。经常夜难入寐，且易惊醒，梦多纷纭，遇事易惊，有恐惧感，伴神疲乏力，注意力不易集中，极易忘事。近段时间因母亲生病，更是心烦不安，口干咽燥。诊见舌淡红，苔薄白，脉弦细。西医诊为焦虑症。脉证参合，中医辨证为不寐，乃阴血不足、虚热内扰之候。治宜养心安神，清热除烦，方用酸枣仁汤加味。处方：酸枣仁15 g，川芎6 g，茯神15 g，生地15 g，知母10 g，夜交藤15 g，生牡蛎30 g（先煎），生龙骨20 g（先煎），甘草5 g。予药7剂，每日1剂，水煎取200 mL，分2次服。

2012年4月3日二诊。服药后心烦口干减轻，不觉疲劳，做梦也少，但仍少寐易醒，每晚至多能睡3个多小时。舌淡红，苔少薄白，脉寸关弦细尺弱。阴虚于下，阳亢于上，心神受扰，守原方加生龙骨至30 g（先煎），加珍珠母30 g（先煎）。继进7剂。

2012年4月10日三诊。睡眠明显好转，容易入睡，每晚能睡5～6小时，遇事恐惧感消失，精神易集中，仍有梦，易忘事，二便自调，舌淡红，苔薄白，脉弦细。守方加入太子参、石菖蒲、远志，继进7剂。

2012年4月17日四诊。每晚能睡6小时以上，梦少，记忆力增强，工作状态如常，二便正常。舌淡红，苔薄白，脉弦细缓。效不更方，守方继进7剂，以巩固疗效。随访1年，夜寐仍如平常。

按语：患者常年夜难入睡，少寐多梦，断为不寐无疑。盖因工作繁忙，家事烦扰，暗耗心血，"心主血，脉舍神"，阴虚血少，心无所养，神无所藏，故而虚烦不眠，心烦不安，夜寐多梦；肾在志为恐，心病及肾，精却于下，阳扰于上，心神不宁，故遇事易惊恐不安；阴虚内热，灼伤津液，则口干咽燥。酸枣仁汤虽能养血安神，清热除烦，以治不寐，但多年不寐，入夜阴不敛阳，神无所藏，非滋阴潜阳、重镇安神之品，则无以奏效。而以龙骨、牡蛎、珍珠母之类滋阴潜阳，辅以益气养心、安神强智之品，可获良效。

【案例2】苏某，男，56岁。2014年6月11日初诊。诉近月来曾出差美国与欧洲六国，回国至今已2个月，时差仍未能调整过来，夜晚入睡很难，心烦意乱，伴腰酸乏力，手足心热，出汗，二便自调。诊见舌稍红，苔薄白，脉沉细滑、尺脉弱。曾服过安眠药但效果不佳，检查无阳性体征。参合脉证，断为不寐，证属肾阴亏虚，虚火内扰。治宜滋阴降火，滋补肝肾，予知柏地黄汤合酸枣仁汤化裁。处方：知母10g，黄柏10g，生地15g，山药15g，丹皮10g，泽泻10g，山茱萸10g，茯神15g，川芎6g，炒枣仁15g，甘草5g，生牡蛎30g（先煎），生龙骨30g（先煎）。予药7剂，每日1剂，水煎分2次温服。

2014年6月18日二诊。服药后睡眠改善，夜间易醒，头晕，双额颞部胀痛感减轻，大便秘结，腰部酸痛明显，舌淡红，苔薄白，脉细缓。检查示血压136/100 mmHg。效不更方，去甘草，加珍珠母30g、火麻仁30g。继进7剂，每日1剂，水煎分2次温服，以巩固疗效。

2014年6月25日三诊。服药后睡眠显著改善，易入睡，能睡5小时以上，不觉头晕头痛，大便自调，腰部酸痛明显减轻，舌淡红，苔薄白，脉细缓。检查示血压136/90 mmHg。守方调治1个月，睡眠已正常。随访半年未再复发。

按语：患者长途乘坐飞机，久坐劳伤筋骨，耗损肾阴，肾府不充，故腰背酸痛乏力；肾水不足，不能涵养肝木，阳亢风动，上扰清窍，故觉头部胀痛；不能上济心火，心火独亢，心神被扰，故心烦不眠；阴虚生内热，故手足心热，出汗，便结；脉细乃阴虚之象。方宗《医方考》知柏地黄丸化裁。方以生地滋阴养血，为君药；山茱萸补养肝肾，山药补益脾阴，共为臣药；泽泻利湿而泄肾浊，茯神渗湿健脾，宁心安神，并助山药之健运，与泽泻共泄肾浊，助真阴得复其位，丹皮清泻虚热，并制山茱萸之温涩，知母、黄柏清热滋阴、泻火除蒸，川芎活血行气，炒枣仁养肝宁心，生牡蛎、生龙骨益阴敛汗，共为佐药；甘草调和诸药，为使药。诸药相伍，肾肝脾三阴兼补，补中寓清，使肾水足，虚火降，心自无扰，则神自清宁而不寐自愈。

【案例3】李某，男，36岁。2014年4月11日初诊。诉近年来常夜寐欠安，易醒而难复入睡，梦多纷纭，伴心悸不宁，近1个月病情加重。诊见舌淡红，苔薄白，脉细缓。过用脑力，劳神伤心，心神失养而不眠。诊为不寐，为心阴亏虚之候。姑拟益气养阴、宁心安神之法，予天王补心丹化裁。处方：党参15 g，麦冬10 g，五味子6 g，丹参10 g，茯苓15 g，玄参10 g，生地15 g，当归10 g，炒枣仁15 g，柏子仁15 g，夜交藤15 g，甘草5 g，生牡蛎30 g（先煎），生龙骨30 g（先煎）。予药7剂，每日1剂，水煎取200 mL，分2次服。

2014年4月18日二诊。药后夜寐好转，心悸渐平，仍多梦，二便调。舌淡红，苔薄白，脉细缓。效不更方，守方加灯心草1 g，继进7剂，以增清心除烦之功。

2014年4月25日三诊。药后无心悸不宁，夜寐明显改善，梦少，但遇事多虑，夜寐不实，且伴头晕神疲。舌淡红，苔薄白，脉细弦。劳心伤神，水火不济，改以滋阴清热、宁心安神之法，改用知柏地黄汤化裁。处方：知母10 g，黄柏10 g，熟地15 g，丹皮10 g，山茱萸10 g，山药15 g，泽泻10 g，炒枣仁15 g，川芎6 g，茯神15 g，甘草5 g，生牡蛎30 g（先煎），生龙骨30 g（先煎）。予药3剂。

2014年4月29日四诊。夜寐基本正常，轻微头晕，二便自调。舌淡红，苔薄白，脉细缓。效不更方，继进10剂，以巩固疗效。后随访半年未复发。

按语：此不寐病证，伴有心悸不宁，实为劳神太过，心阴暗耗，心气不足，渐致心神失养而病作。初用天王补心丹化裁，重在益气养阴，宁心安神。服药后心悸渐平，夜寐有所改善，但却有头晕、神疲、多虑之症。究其病位，不寐虽在于心，心主神明，但心火不能下达，肾水不能上济，不仅可致心火独亢，肝木也失于肾水之涵养，故遇事多虑，夜寐难以安宁。改以滋肾养阴、佐以清热之法，用知柏地黄汤合酸枣仁汤化裁，交通心肾，缓以图本而收其功。

【案例4】陈某，男，56岁。2015年10月29日初诊。夜难入眠反复10年余，最多睡3个小时，醒后不能再入睡，多梦，大便稍溏。曾服过中药补心丹、酸枣仁汤、知柏地黄汤加减，效果不显。平时靠饮少量自行配制药酒才能入睡。舌稍淡边有齿痕，苔白，脉沉细无力。参合脉证，辨病属不寐、气血亏虚之证，予归脾汤加减。处方：党参15 g，黄芪20 g，白术10 g，陈皮6 g，茯神15 g，当归10 g，白芍15 g，大枣10 g，炒枣仁15 g，远志6 g，生牡蛎30 g（先煎），生龙骨30 g（先煎），夜交藤15 g，炙甘草5 g。予药7剂，每日1剂，水煎服。

2015年11月6日二诊。药后睡眠稍改善，能睡4个小时，仍有梦，但精神、体力均有所好转，仍要饮小口药酒助眠，大便时溏。效不更方，守方继进7剂。

2015年11月13日三诊。睡眠已显著改善，入睡容易，能睡5个多小时，梦少，胃纳佳，已不用饮药酒助眠，大便基本正常。效不更方，守方继进7剂，以巩固疗效。

2015年11月20日四诊。睡眠已正常，能睡6个多小时，偶尔有梦，饮食正常，二便自调。随访半年未复发。

按语：患者因长期失眠，靠饮药酒以助睡眠，然不知酒性湿热，易戕伐胃气，伤及脾胃，以致水谷不归正化，湿聚生热，耗伤阴血，不能养心安神而不寐。前医用补心丹、酸枣仁汤、知柏地黄汤而未能显效，考虑滋阴养心或滋肾清火之药效果不佳，不如健运脾胃，补气生血，以养心安神。脾虚不运，则大便易溏，舌淡有齿痕，脉细无力，正合气血亏虚之象，审因论治，故用归脾汤益气健脾，气血双补，养心安神，佐以夜交藤、牡蛎、龙骨滋阴潜阳，镇心安神，使气血调和，阳气收敛，阳入于阴则寐，故而奏效。

　　上述4例患者中，有3例分别以酸枣仁汤、知柏地黄汤、天王补心丹随证加减，从心肾论治，以滋阴清热、补肾水而济心火、养心安神之法治疗。有1例以调补气血、养心安神之法治疗。且4例患者均加用了生龙骨、生牡蛎，因为龙骨有安神镇惊、平肝潜阳作用；牡蛎有育阴潜阳、重镇安神作用。不寐久治不愈，非重镇安神之药相配伍，则难以奏效，故常以两药合用以治不寐，往往可以收到镇心安神、促进睡眠的效果。

七、脉胀

　　脉胀是以皮肤、肌肉、腹部胀满为主要临床表现的一种奇难杂症，多由卫气运行失调、气机郁滞不畅、营卫气血失和而引起。如《灵枢·胀论》所记载："营气循脉，卫气逆，为脉胀。"明代张景岳《类经》注解说："清者为营，营在脉中，其气精专，未即致胀，浊者为卫，卫行脉外，其气慓疾滑利，而行于分肉之间，故必由卫气之逆，而后病及于营，则为脉胀。"认为营卫各有其运行部位及规律，若卫气运行逆乱，累及于营，营卫失和，经脉不畅，气血瘀滞，则可导致脉胀。可见，脉胀是气机郁滞，气胀于内，使血行不畅，引起胸胁腹部胀满不适，或四肢肌肉肿胀的一种瘀血病证，正如张景岳所说"凡病胀者，皆发于卫气也"。

　　【案例】李某，男，46岁。2015年6月27日初诊。自觉两手掌指肿胀发紫，不能紧握拳头或提拿重物已5年余，伴有急躁易怒，少寐多梦，偶有头晕耳鸣，纳可，二便自调，有长期失眠史。曾到过多家医院就医，行肝胆彩超、上肢血管造影、血生化等多种检查，均未见异常。西医诊断为肿胀原因待查。诊见面色紫晦，口唇青紫，舌紫暗，舌脉青紫纤曲，苔薄黄，脉细涩。

中医参合脉证，辨病属脉胀，乃营卫失调、血瘀气滞之候。治以行气活血、化瘀通脉之法，予血府逐瘀汤化裁。处方：柴胡2g，枳壳2g，桃仁2g，红花2g，川芎2g，桑枝3g，姜黄2g，牛膝2g，当归2g，赤芍3g，生地3g，甘草1g（配方颗粒，生药5g/g）。予药14剂，每日1剂，分2包，早、晚开水冲服。

2015年7月11日二诊。服药后左手肿胀明显减轻，右手仍发胀，活动不灵活，握拳不紧，大便溏烂，日行一次，时有耳鸣，小便自调，舌紫暗，苔白，脉细略数。守方去姜黄，加薏苡仁30g、石菖蒲10g、远志6g、葛根15g。继进14剂，服法同前。

2015年7月27日三诊。服药后手胀明显减轻，两手可握物，耳鸣有所缓解，二便自调，面色紫晦有所改善，舌紫暗边有齿痕，苔白微黄，脉细略数。守方加黄芪30g。继进14剂，服法同前。

2015年8月10日四诊。服药后手胀轻微，两手可握物，耳鸣时有时无，二便自调，面色紫晦明显改善，口唇淡紫，舌淡紫边有齿痕，苔白微黄，脉细略数。守方继进14剂，服法同前。

2015年9月10日五诊。服药后手胀基本消失，耳鸣偶作，二便自调，面色转白，口唇淡紫，舌淡紫边有齿痕，苔白，脉细数。守方加太子参30g、三七10g。继进14剂，服法同前。

2015年10月10日六诊。除偶有耳鸣外，未见其他症状，二便自调，舌淡暗边有齿痕，苔薄白，脉细略数。守方调治2个月，随访3年未见复发。

按语：营行脉中，卫行脉外，营卫调和，气血流畅。今卫气逆行于脉中，营卫失调，血瘀气滞，胀于皮肤肌肉之间，故发为脉胀。诚如《灵枢·胀论》云："营气循脉，卫气逆为脉胀。"患者素有不寐之疾，为劳心伤神，营气衰少，卫气内伐，心神失养而致。营卫失调，血脉涩滞不利，气机郁滞不畅，故见两手肿胀发紫，面色紫晦，口唇青紫。久病及肾，肾阴亏虚，水不涵木，肝阳易动，故见头晕耳鸣、性急易怒。舌紫暗，舌脉青紫，脉细涩，为瘀血内阻之征。

血府逐瘀汤乃逐血脉中瘀血之方，是治疗血瘀证之通用方剂，上可治头部胸胁之瘀滞，下可治膈下腹部之瘀滞，旁可治四肢肌肉之瘀滞。本例用该方加味，以柴胡、桔梗之升，枳壳、牛膝之降，升降相因以调气；地黄、当归滋阴养血；桃仁、红花、赤芍活血化瘀；川芎、姜黄为血中气药，调气行血；桑枝祛风通络，通利关节；甘草调和诸药。配伍成方，具有行气活血、化瘀通脉、调和营卫之功效，使营卫归于正道，脉胀自可消息，故以此方略作增减而收到显著治疗效果。

八、咯血

咯血，即咳血，但二者微有不同。《景岳全书·血证》说："凡咯血者，于喉中微咯即出，非若咳血、嗽血之费力而甚也。大都咳嗽而出者出于脏，出于脏者其来远；一咯而出者出于喉，出于喉者其来近。"说明咯血和咳血都来自肺，经呼吸道从喉而出（因喉为肺之门户）。至于其病因，多与感受外邪有关。因邪犯于肺卫，由表及里，侵及于肺，郁而化热，一则灼伤肺津，肺阴亏虚；二则灼伤肺络，迫血外溢。故咯血病位在肺，以阴虚为本，火热为标，病性属本虚标实。治疗上当以清泄肺热、祛瘀止血为治疗大法，次以滋阴养肺、健脾益气而善其候，补其母而实其子也。

【案例】施某，男，49岁。因反复咳嗽咯痰 5 年，加重伴咳血 15 天而于 1974 年 12 月 21 日急诊入院。诉自 1969 年以来，每至冬季易发咳嗽，咯白色黏痰，伴有胸闷气紧，1 周左右可自行缓解。1974 年 12 月 7 日以来，因受凉而再发咳嗽，咯痰不爽，咳甚则胸痛。近 6 天来伴有咳嗽痰中带血，甚至咯出鲜血色血痰，每次约半碗，但无潮热、盗汗。在当地乡镇卫生院治疗无效而来诊。平素嗜好烟酒。入院检查见形体消瘦，两颧微红，舌红，苔白腻微黄，脉滑数少力。两肺底可闻及少许湿性啰音。血常规示白细胞 11000/mm^3，分叶 57%，酸性 19%，淋球 22%，单球 2%。肺部 X 线检查示两肺纹理增粗。西医诊断为支气管扩张咯血并感染。中医辨病属血证（咯血），为肺热络伤之证。进行中西医综合治疗，西医给予肌注链霉素、止血定，静滴四环素，同时配合中医予泻白散加味，以清肺泻热、凉血止血。处方：桑白皮 10g，芦根 30g，黄芩 10g，白茅根 30g，茜草 15g，鱼腥草 30g，杏仁 10g，桔梗 6g，百部 10g，瓜蒌壳 10g，川贝 6g，沙参 10g，麦冬 15g，甘草 5g。每日 1 剂，水煎服。连用 7 剂后，停用西药，中药守方继进 8 剂，咳嗽、胸痛、咯血等症状消失，自觉精神佳爽，二便正常。复查血常规正常。住院 15 天，痊愈出院。

按语：患者病初感受风寒，肺卫失宣，寒火内闭，致肺气上逆而发咳嗽、胸闷气紧；火邪不散，灼伤肺络，则见咳血；复加不善调理，烟酒所伤，肺胃燥热，灼伤肺津，炼液为痰，故咳痰不爽、屡发不愈；舌红，苔腻而黄，脉滑数少力，为痰热内蕴、肺阴耗伤之象。脉证参合，其病在肺，其根在火，治宜清热化痰，凉血止血，故以泻白散加减。方用桑白皮、黄芩、鱼腥草、芦根清肺泻热；沙参、麦冬、百部、川贝养阴润肺；杏仁、瓜蒌壳、桔梗利气化痰；白茅根、茜草凉血止血；甘草调和诸药。诸般配伍，具有清肺泻热、润肺化痰、凉血止血之功。药证合拍，故奏效甚捷。

九、咳嗽

咳嗽是呼吸系统产生疾病的一个主要症状，属于中医内科以症状而言病名的一个常见病证。咳嗽有外感和内伤之分，外感咳嗽多为风寒袭肺或风热犯肺表证，随季节的变化，而有挟暑、挟燥、挟湿的不同，所以张景岳认为"六气皆令人咳，风寒为主"，强调了风寒致咳的重要；内伤咳嗽则多由外感咳嗽久治不愈转化而来，或因脏腑气化功能失调，如阴虚内热，炼液为痰，或脾虚失运，痰湿内生，或肝郁化火，烁津为痰，或肾虚水泛，水饮迫肺。所以《素问·咳论》说："五脏六腑皆令人咳，非独肺也。"但无论外感内伤，总由邪气犯肺，肺失宣肃，气道不清，肺气上逆而作。故治疗应以祛邪利肺、化痰止咳为主，调补脏气为辅。

【案例】陈某，女，34岁。2015年5月23日初诊。诉1个月前受寒感冒，兼有咳嗽3周，伴咽痒，少痰、色白，流涕，口干，周身乏力，纳寐尚可，二便调。诊见舌红，苔薄黄，脉细数。西医检查诊为肺支原体感染。中医辨证为咳嗽，乃风痰恋肺之证，治宜宣肺利气，化痰利咽，予止咳化痰汤。处方：紫菀10 g，百部10 g，前胡10 g，桔梗10 g，浙贝母10 g，茯苓15 g，法半夏9 g，橘红6 g，甘草5 g，枇杷叶10 g，鱼腥草15 g，旋覆花10 g（包煎）。予药7剂，每日1剂，水煎分2次温服。

2015年5月30日二诊。服药后咳嗽明显减少，咽痒、周身乏力好转，流涕无，仍有少痰，口干，纳寐可，二便调，舌淡红，苔薄白，脉细。参考少痰、口干及舌象、脉象考虑肺阴耗损，余热未清，故守方去鱼腥草，加入沙参10 g、麦冬10 g、杏仁10 g、桑白皮10 g，继进7剂，煎服法同上。

2015年6月6日三诊。服药后咳嗽、咽痒等证已除，纳寐可，二便调，舌淡红，苔薄白，脉细缓。效不更方，去杏仁、桑白皮，继进7剂，以巩固疗效。

按语：患者久咳不愈，多为风痰恋肺、咽喉不利、肺气上逆之候。赵献可《医贯·咳嗽论》曰："盖肺为清虚之府……故咳嗽者必责之于肺。"明确指出肺脏为导致咳嗽的主要病位。肺开窍于鼻，咽喉为肺之门户，外邪侵袭，从鼻而入，致肺气失宣，上逆为咳，故出现咳嗽、咽痒、流涕等症状，如《素问·太阴阳明论》所云："伤于风者，上先受之。"久咳不愈，日久化燥，耗气伤津，使肺阴亏损，肺失清润，故而出现痰少、口干、周身乏力等症状。舌红，苔薄黄，脉细数为阴虚有热之象。治宜宣肺利气，化痰利咽。方宗《医学心悟》止嗽散化裁。以紫菀、百部之性温而不燥，止咳化痰，为君药；桔梗苦辛而性平，善于开宣肺气，前胡、旋覆花辛苦微寒，降气化痰，配合桔梗，一宣一降，以复肺气之宣肃，以增止咳化痰之力，为臣药；浙贝母、枇杷叶清肺化痰，法半夏、茯苓燥湿化痰，橘红理气化痰，均为佐药；甘草调和诸药，配桔梗又可利咽止咳，为佐使药。诸般配伍，药性温润平和，不寒不热，使客邪易散，肺气安宁，咳嗽自愈。

十、肺痈

痈，即痈疽，有外痈与内痈之分。外痈多发于肌表，以头部、背部较为常见；内痈多发于脏腑，以肺痈最为常见。肺痈是指肺叶生疮，形成脓疡的一种疾病，临床以咳嗽、胸痛、发热、咳吐腥臭浊痰或腥臭脓血痰为主要特征。其因多为正气内虚，外感风热邪毒，或风寒之邪，入里化热，热毒壅肺，与血搏结，热灼津液为痰，热伤血脉为瘀，痰浊瘀血郁蒸，蕴酿成痈，肉腐血败而成脓。临床可分为初期、成痈期、溃脓期、恢复期四期。初期以恶寒发热、咳嗽胸痛为主；成痈期以壮热振寒、胸痛气急、咳吐浊痰为主；溃脓期以咳吐大量腥臭脓血痰、胸痛喘急为主；恢复期以热退咳轻、痰少臭减为主。因发病较急，来势较凶险，往往要采用中西医结合方法及时救治，方能转危为安。

【案例】雷某，女，20岁。因发热、咳嗽、胸痛10天而于1975年2月13日入院。症见身热，咳嗽，咯吐大量腥臭脓痰，伴有气促烦躁，左侧胸痛放散至背部，转侧不便，汗出口渴，但不欲饮，经色紫暗，小便黄。诊见面垢微赤，舌红，苔腻微黄，脉滑数有力。检查示体温38.5℃，两下肺叩诊浊音，呼吸音减弱，可闻少许湿啰音。血常规示血色素60%，红细胞$3200000/mm^3$，白细胞$14000/mm^3$，血沉135 mm/小时。痰培养可见金黄色葡萄球菌。胸部X线片示左右两肺第三肋间分别可见2.5 cm×2.5 cm和3 cm×3 cm的透亮区，其间可见液平面。西医诊断为两肺脓肿。中医辨病属肺痈，辨证为溃脓期，治宜清热解毒，祛瘀化痰。方用桔梗和千金苇茎汤化裁。处方：苇茎30 g，桃仁10 g，冬瓜仁30 g，薏苡仁30 g，银花30 g，连翘15 g，桔梗15 g，鲜鱼腥草30 g（后下），生甘草5 g。水煎服，每日1剂。配合西医给予抗生素新青霉素Ⅱ静脉滴注治疗。

经治12天，发热、咳嗽、胸痛诸症悉除，二便正常。检查示体温36.5℃，两下肺未闻湿啰音。血常规示血色素80%，红细胞$3800000/mm^3$，白细胞$7800/mm^3$，血沉78 mm/小时。胸片示两肺脓腔明显吸收变小，未见液平面。继以清热解毒、养阴润肺法，予桔梗杏仁煎以善其后。住院15天，临床治愈出院。嘱续用鲜鱼腥草每日50 g，煎水代茶饮。1个月后复查胸片示正常。

按语：患者初病恶寒发热，咳嗽胸痛，未及时就医，以致病情发展，肺内郁热，络伤血瘀，痰瘀壅滞，酿生痈脓，诚如《金匮要略·肺痿肺痈咳嗽上气病》所云："热之所过，血为之凝滞，蓄结痈脓，吐如米粥。"热毒壅肺，血败肉腐，痈脓外泄，故见咳嗽伴咳吐大量腥臭脓痰；热壅血瘀，伤及肺络，则见身热气促，渴不欲饮，胸痛转侧不利；面垢溲黄、舌红苔黄腻、脉滑数为热毒内蕴之征。治宜清热解毒，祛瘀排脓，故宗千金苇茎汤合桔梗汤化裁。方中桃仁、薏苡仁、冬瓜仁、桔梗化痰祛瘀，排脓解毒；苇茎、银花、连翘、鱼腥草、生甘草清热解毒排脓；生甘草调和诸药。合而成方，功能清热解毒，活血排脓。其中鱼腥草一味，主要成分为鱼腥草素，现代药理研究发现对金黄色葡萄球菌有较好的抑制作用，故单用此药代茶饮，以善其候。张仲景《金匮要略》曾告诫后人，肺痈"始萌可救，脓成则死"，强调了此病早期治疗之重要，尤其是感染金黄色葡萄球菌后，因为该细菌致病力较强。此案患者于成脓期获治愈，也是中西药联合应用的成功范例。

十一、哮病

哮病，亦称哮喘，是寒痰内伏，因外邪引动，痰阻气道，肺气上逆而作喘的一种发作性呼吸道疾病。其病有夙根，平素咳嗽断发不已，每遇天气变化而发作，尤其是遇寒冷天气。发作时以胸闷气喘，甚至不能平卧，喉间伴有哮鸣声或水鸡声为临床特征。病位虽在肺，久病不已，常累及于脾肾，致肺脾肾同病。肺气虚，则气短不足以息，常易感冒；累及于脾，脾气虚则运化无权，食欲不振，纳呆口淡，腹胀便溏；累及于肾，肾气虚则不能纳气归元，喘息气短，呼多吸少，气不得续，动作尤甚。临床当分发作期和缓解期，发作期治肺，以祛邪为主，邪去则正安；缓解期则肺脾肾兼治，调补脏气，脏强则邪气无扰。

【案例】李某，女，47岁。因发作性咳嗽气喘16年，加重2年而于1974年11月15日入院。症见喘咳气急，张口抬肩，伴有喉间痰鸣，倚息不得平卧，咳吐大量泡沫样清稀痰，恶寒，入夜尤甚，冬春两季易发作。检查示体温37.2℃，呼吸34次/分，脉搏90次/分。桶状胸，两肺满布高调哮鸣音。舌淡红，苔薄腻，脉细弦略数。西医诊为支气管哮喘、慢性阻塞性肺气肿。中医辨病诊为哮病，辨证属冷哮、寒饮伏肺之候。入院给予吸氧、青霉素、链霉素抗感染等西医常规治疗。中医治以温肺化饮、兼补肺肾之法，方用射干麻黄汤加减。处方：射干10g，炙麻黄10g，细辛5g，法半夏10g，紫菀10g，款冬花10g，五味子6g，生姜5g，大枣6g。水煎取100mL，夜间发作时温服。配用党参15g，麦冬12g，五味子6g，陈皮10g，炒苏子10g，胡桃仁10g，补骨脂10g，每日1剂，水煎取200mL，日间分2次温服。

经治2周，咳痰及喉间痰鸣明显减少，无恶寒，夜能平卧，舌淡红，苔薄白，脉细弦。检查示体温36.2℃，精神疲惫，呼吸急促，两肺偶闻哮鸣音。遂停用西药，改以温润化痰中药治疗以善其候。处方：沙参10g，干姜5g，五味子6g，浙贝母10g，橘红6g，苏子10g，水煎温服。续调治2周，患者症状体征消失，住院30天，临床治愈出院。

按语：患者喘咳反复发作，且伴喉间哮鸣，经年不愈，遇寒即发，诊为哮病，乃寒痰内伏、肺失宣肃之候。因病有宿根，寒痰伏肺，每遇感寒而喘咳复作。外感寒邪，卫阳被遏，故而时时恶寒。寒邪入肺，引动伏痰，痰阻气道，清肃无权，遂作喘咳气急，不能平卧，喉间哮鸣有声，痰多清稀如泡沫。舌苔薄腻，脉细弦数，亦为寒痰内阻、正邪搏击之候。方中射干降逆化痰以畅气道，麻黄、细辛散寒化饮以平喘，紫菀、款冬花、法半夏温润化痰、降气平喘，生姜、五味子以外散风寒，内敛肺气，大枣健脾安中，合奏宣肺散寒、化痰平喘之功。配以益气养阴、温阳益肾之品以肺肾双补，温润化痰之品而善其候，使气降痰消，气道通畅，肺之宣肃自如，肾之摄纳复常，喘咳自然平息。

十二、喘证

喘证是以呼吸急促困难、张口抬肩甚至鼻翼扇动、不能平卧为临床特征的一种疾病。临床上当与哮病相区别，二者均为肺气上逆所致，哮病为气喘时伴喉间哮鸣声，而喘证为气喘时无喉间哮鸣声，所谓"哮必兼喘"，而"喘未必兼哮"。喘证须分虚实，实喘大多呼吸深长有余，呼出为快，气粗声高；虚喘则呼吸短促难续，深吸为快，气怯声低。实喘责之于肺，有外感与内伤之分。外感多与寒邪侵袭有关，内伤多与痰浊、气郁有关。外感起病较急，病程较短，多伴表证；内伤起病缓慢，病程较长，易反复发作，多无表证。治疗多以祛邪利气或开郁降气为要。虚喘责之肺肾，尤以肾为主。治疗多以补肺益气或补肾纳气为务。因肺主气，肾主纳气，大自然之清气（氧气）经肺吸入，再根藏于肾，才能完成正常的呼吸功能，所以补肺肾是治喘之关键。

【案例】罗某，男，90岁。2012年6月15日初诊。自述患慢性支气管炎20多年，因咳嗽气喘发作半月余而就医，门诊按慢性支气管炎急性发作给予抗生素静脉输入配合口服西药治疗1周（药名不详），因症状反而加重并发现小便带血，由家人转送来诊。诉胸闷气喘，活动尤甚，咳嗽痰少而黏，伴胃脘胀闷，不思饮食，大便秘结，2日1次，小便黄少。舌淡红，苔腻而黄，脉细数少力。西医诊断为慢性阻塞性肺气肿并感染。中医辨病属喘证，乃肺阴亏虚、痰热内蕴之候。治宜养阴润肺，化痰平喘，给予沙麦二陈汤化裁。处方：沙参10g，麦冬10g，法半夏10g，橘红6g，茯苓15g，前胡10g，瓜蒌仁10g，紫菀10g，杏仁10g，浙贝母10g，鱼腥草15g，甘草5g。予药7剂，每日1剂，水煎服。

2012年6月22日二诊。服药后咳嗽气喘明显减轻，胃脘胀闷消失，活动时仍有气喘，痰少而黏，大便通畅，小便微黄。效不更方，守方继进7剂，每日1剂，水煎服。

2012年6月29日三诊。服药后气喘基本消失，活动时仍有气喘，饮食、二便均正常，惟感行走时乏力。守方加党参15 g，每日1剂，水煎服。

2012年7月6日四诊。儿子代诉，服药后气喘已平，惟活动时尚有轻微气喘，饮食、二便正常。守方调治1个月，随访半年病情稳定。

按语：夙有痰热内蕴，咳嗽时作，复因感邪，肺失宣肃，气道壅滞，肺气上逆而作喘咳，病属喘证。喘分虚实，此案喘咳痰黏，动则尤甚，伴见胸闷，便秘溲黄，苔黄脉数，为痰热蕴结，且已耗气伤津；子病及母，肺病及脾，脾虚则运化失司，故见脘闷纳少，不思饮食；肺与大肠相表里，肺气不降，肠腑不通，故大便秘结；脉细无力，正为肺阴亏损之象。其病虚实夹杂，痰热为标，气虚为本，性属本虚标实，治宜标本兼顾，首当以清热化痰平喘为主，兼以益气养阴。方以紫菀、杏仁、前胡降气化痰，鱼腥草、浙贝母、瓜蒌仁清热化痰，党参、沙参、麦冬益气养阴，甘草调和诸药。合而成方，共奏益气养阴、化痰平喘之功。病情缓解后，可以补土生金，调养脾肺而善其候，以六君子汤为主随证加减。

十三、支饮

《金匮要略·痰饮咳嗽病》认为，饮证有四：痰饮、悬饮、支饮、溢饮。支饮是其中最为常见的饮证，是水液运化输布失常，停聚肺内，支撑胸肺的一种病证。其病多为外寒入侵，肺卫失宣，以致咳喘反复不愈，日久伤及肺气，使气不布津，阳虚饮留，支撑胸肺，上逆迫肺而作。其病位在肺，久病不愈，常累及脾肾，致脾失健运，肾失蒸化，水液内停，寒饮伏肺，使外寒引动，饮阻气道。故发作时，宜以解表散寒、温肺化饮为主；缓解时，宜以温补脾肾、温化水饮为主。

【案例1】符某，男，78岁。2015年5月12日初诊。自述有10余年慢性支气管炎病史。近1周来咳嗽、气喘发作，动则尤甚，痰多如泡沫状，胸脘痞闷，无汗，形寒背冷，纳寐可，二便自调。曾在其他医院治疗，予给西药抗炎（具体药物不详），疗效不佳而前来寻求中医诊治。诊见舌稍胖，苔白腻，脉浮弦紧。胸片检查示支气管慢性炎症。西医诊断为慢性支气管炎急性发作期。中医辨证属痰饮病支饮证，为外寒内饮之候，治宜解表散寒，温肺化饮。姑拟小青龙汤加味治疗。处方：麻黄9 g，桂枝10 g，茯苓15 g，细辛5 g，干姜5 g，五味子6 g，白芍15 g，法半夏9 g，紫菀10 g，杏仁10 g，炙甘草6 g。予药7剂，每日1剂，水煎分2次温服。

2015年5月19日二诊。服药后形寒背冷、胸闷已除，咳嗽气喘明显减轻，但觉口干、口臭，大便黏滞不爽，舌红，苔黄厚，脉滑数。效不更方，口干、口臭及舌象、脉象提示已经饮郁化热，守上方加石膏30 g。继进7剂，以巩固疗效。

2015年5月26日三诊。服药后无明显咳嗽气喘症状，晨起时偶有少许白痰，稍感乏力，纳寐可，二便调。舌稍淡胖，苔薄腻，脉缓滑。咳喘渐平，外寒已解，内饮已化，治当缓以图本，顾护脾胃，以杜生痰之源。遂改以益气健脾、燥湿化痰之法，而善其候，予六君子汤治疗。处方：党参15 g，白术10 g，陈皮6 g，法半夏9 g，茯苓15 g，炙甘草6 g。连进14剂，以巩固疗效。

按语：患者久患咳嗽，经年不愈，为素有支饮之人。此次因外寒侵袭，外寒引动内饮而致支饮发作，诚如《难经·四十九难》所云："形寒饮冷则伤肺。"盖因饮邪内伏，遇外寒侵袭，内外相引，支撑于肺，气失宣降，故而咳喘痰多，状如泡沫，胸闷如窒；风寒束表，卫阳被遏，则见形寒无汗，背部寒冷；舌胖，苔白腻，脉浮弦紧为外寒内饮之征。病属痰饮，乃饮邪伏肺之支饮证。治疗宜遵《金匮要略》"病痰饮者，当以温药和之"法则，法以解表散寒、温肺化饮为主，次以调养脾胃而善其候。小青龙汤方中麻黄、桂枝辛温散寒，解表化饮，宣肺平喘，为君药；干姜、细辛温肺化饮，可助麻黄、桂枝解表散寒，为臣药；半夏降气化痰，白芍、五味子敛阴和营，敛肺止咳，可防辛温之药耗气伤津，同为佐药；炙甘草益气和中，调和诸药，为使药；加入紫菀、杏仁，温润下气，配半夏可增化痰平喘之功。诸般配伍，共奏解表散寒、温肺化饮之功。药证合拍，使表寒得以驱散，内饮得以温化，则咳喘自可缓解。继用六君子汤以善其候，意在补气健脾以运中州，可杜生痰之源。

【案例 2】张某，男，64 岁。2015 年 5 月 22 日初诊。诉咳嗽气喘 1 年半，初病由于不慎感受风寒，咳嗽时作，未经诊治，继而遇寒即咳，伴气喘不能平躺，咳泡沫样痰，苔黄，脉弦紧数。辨病诊为支饮，辨证为饮郁化热证。治宜解表化饮，佐以清热，方用小青龙加石膏汤化裁。处方：麻黄 6 g，桂枝 10 g，白芍 10 g，生石膏 30 g，细辛 3 g，茯苓 15 g，法半夏 6 g，五味子 6 g，甘草 3 g，干姜 6 g，鱼腥草 15 g。予药 7 剂免煎颗粒，每日 1 剂，早、晚各 1 次，开水冲服。

2015 年 5 月 29 日二诊。咳喘较前减轻，痰量有所减少，舌淡红，苔薄黄，脉弦滑。效不更方，守方继进 7 剂，每日 1 剂，温开水冲，分 2 次温服。

2015 年 6 月 5 日三诊。咳喘渐平，痰少白黏，舌淡红，苔薄黄，脉弦滑。守方调治 2 个月，改以六君子汤健脾化痰而善其后。随访 3 个月未见咳喘复发。

按语：患者素有饮邪内伏，遇寒即发，因表寒引动内饮而作。饮停胸胁，肺失宣降，故见咳喘不能平卧，咯痰呈泡沫状；苔黄、脉弦数为痰饮化热所致。辨病为支饮，辩证为饮邪恋肺、饮郁化热证，治宜温肺化饮兼清里热。方用小青龙加石膏汤化裁。方中麻黄、桂枝相须为用，发汗散寒以解表邪，麻黄又能宣发肺气而平喘咳，桂枝化气行水；干姜、细辛温肺化饮；法半夏燥湿化痰；五味子敛肺止咳；白芍和营养血，与辛散之品相配，既可增强止咳平喘之功，又防止辛散温燥太过；石膏、鱼腥草清肺热，化痰浊；茯苓利湿化痰；甘草益气和中，更能调和于寒温之间。二诊时患者症状好转，但痰热仍重，故效不更方，继守原方治疗。待病情稳定后予健脾益气、燥湿化痰之法，补土生金，以杜生痰之源。

支饮多见于西医慢性支气管炎、支气管哮喘。中医辨证有五大要点：一为咳喘反复发作；二为倚息不得卧（即因气喘而不能平卧）；三为痰多如泡沫；四为背部寒冷如掌大；五为单手脉弦（《金匮要略》认为单手脉弦主饮、双手脉弦主寒）。只要见到其中一或两个症状即可诊为支饮。以上2例患者均为外感寒邪而诱发，都有咳喘，痰多如泡沫，脉弦，且伴有饮郁化热之证候，符合支饮辨证诊断，而采用小青龙加石膏汤治疗，因遵守"以温药和之"治则，理法方药切当，故而获效满意。

十四、胃痛

胃痛，亦称胃脘痛，是以上腹部近心窝处经常发生疼痛为临床特征的一种病证，是消化道疾病常见的主要症状之一，因可发生于任何年龄，故有"十人九胃病"之说。胃痛病位在胃，其生理特性为喜润恶燥，实而不藏，生理功能是受纳和腐熟水谷，消化、吸收和运送食物，胃气以降为顺。胃痛的原因与寒邪客胃、饮食伤胃、肝气犯胃和脾胃虚弱等有关。寒邪客胃，可以凝滞胃络，使胃气失于和降；饮食伤胃，如偏食冷饮冷食、过饥过饱、饮酒贪杯、过食酸辣香燥等，损伤胃络，以致胃失和降；肝郁气滞，失于疏泄，肝气犯胃，胃失和降；脾胃虚弱，运化无力，胃络失养，和降失宜。凡此种种，均可影响胃失和降的功能，以致寒热虚实夹杂，胃气壅滞，不通则痛。故胃痛的治疗原则是以通为用，"理气止痛"。

【案例1】黄某，男，54岁。2011年12月30日初诊。患者诉胃痛半个月余，呈灼痛或隐痛性质，多于餐后明显，伴有嗳气泛酸，喜温喜按，胃纳可，二便正常。平素喜好饮酒，有慢性胃炎史2年。诊见舌稍红，苔薄白，脉细少力。2011年12月28日胃镜检查示食管距门齿34 cm处至贲门，四壁见4条线条状溃疡和糜烂，部分融合；胃底黏膜重度充血水肿，呈蛇皮样改变，可见散在糜烂面；胃体胃底黏膜重度充血水肿，呈蛇皮样改变，粗糙，部分呈颗粒状，粗大皱襞，皱襞顶端充血、糜烂。胃角黏膜充血水肿、粗糙，呈颗粒状或结节样改变，黏膜下毛细管网透见，见大量胆汁斑附着。胃窦黏膜充血水肿、粗糙，呈颗粒状或结节样改变，黏膜下毛细管网透见，见散在糜烂。西医诊断为慢性非萎缩性胃炎、反流性食管炎。中医辨病属胃痛，辨证为脾虚胃热之候。治宜以益气健脾为主，佐以清热和胃。方用自创胃痛灵方：党参3g，白术2g，茯苓3g，砂仁1g，白芍3g，法半夏2g，佛手2g，煅瓦楞子3g，蒲公英2.4g，炙甘草1g（配方颗粒，含生药5 g/g）。予药7剂，每日1剂分2包，每次1包，开水冲服。

2012年1月6日二诊。诉胃脘有灼热感，餐后轻微胃胀痛，胃纳正常，二便调，舌尖稍红，苔白，脉缓。效不更方，守方继进7剂，开水冲服。

2012年1月13日三诊。诉胃脘疼痛已除，但有口苦口干，大便稍溏，日1行，小便正常。舌稍红，苔薄黄，脉弦缓。守方调治3个月，此后每2～3日1剂调服，其间偶有胃部不适，无须服药可自行缓解。

2012年6月14日复查胃镜，示食管各段形态正常，黏膜光滑呈粉红色，蠕动正常；胃底黏膜充血水肿，未见糜烂、溃疡、肿物；胃体黏膜形态正常，呈粉红色，未见糜烂、溃疡、肿物。胃角黏膜及形态正常。胃窦蠕动良好，黏膜充血水肿，未见糜烂、溃疡及肿物。随访近2年，无任何自觉症状。

按语：酒性湿热，易戕伐胃气。患者嗜酒贪杯，湿热内蕴，久而损伤脾胃，以致运化无力，湿热瘀滞，气机不畅而病胃痛。其痛喜温喜按、脉细少力为脾虚中寒之象；嗳气泛酸乃土壅木郁、肝郁化热之征。故治疗宜以益气健脾为主，佐以疏肝和胃，兼清瘀热。方中党参、白术、茯苓、炙甘草益气健脾以安中；佛手、瓦楞子、砂仁、法半夏、白芍理气制酸，疏肝和胃；蒲公英清瘀热；炙甘草调和诸药。合而为用，以奏健脾益气、理气疏肝、和胃清热之效。使脾胃功能强健，运化自如，气机调畅，自无湿滞热瘀之虑，故可达到治疗之目的。

【案例2】李某，男，26岁。2016年3月15日初诊。自述因胃痛反复半年余，加重2天而来诊。现觉胃脘隐痛，固定不移，按之明显。伴有嗳气，纳、寐均可，二便正常。舌红，苔白厚浊，脉细。胃镜检查示慢性浅表性胃窦炎。参合脉证，辨病为胃痛，乃脾虚湿滞化热之候。治宜健脾益气，清热和胃。处方：党参15 g，黄芩10 g，黄连5 g，干姜6 g，砂仁5 g，白芍15 g，浙贝母10 g，乌贼骨10 g，法半夏9 g，茯苓15 g，莪术10 g，炙甘草5 g。予药7剂，每日1剂，水煎取200 mL，分2次温服。

2016年3月21日二诊。用药后胃痛减轻，仍有胃脘按痛，大便稍溏，日1行。舌稍红，苔厚浊微黄，脉弦细。药证合拍，效不更方，守方继进7剂，煎服法同前。

2016年3月28日三诊。胃痛续减，轻微胃压痛，且有口臭，大便稍溏，舌淡红，苔微黄，脉细缓。改以健脾益气、理气止痛为主，佐以清热之法。予胃痛灵方7剂，煎服法同前。

2016年4月4日四诊。胃痛基本消失，按痛不明显，口臭除，大便成形。守方调治2个月，随访半年胃痛无复发。

按语：患者因饮食不节，损伤脾胃，以致健运失司，湿滞化热，气血不畅，而病胃痛。胃痛固着，按之疼痛，为兼有瘀血之象；脾虚不运，湿浊内生，气机阻滞，不通则痛，故见胃痛、嗳气、便溏；舌红，苔白厚浊，脉细，为湿滞化热之象。方以党参、茯苓、干姜、炙甘草健脾温中；黄芩、黄连清热燥湿；半夏、砂仁理气和胃；莪术破气消积，活血祛瘀；浙贝母、乌贼骨护胃制酸；炙甘草兼调和诸药。诸般配伍，共奏辛开苦降、健脾和胃、理气止痛之功。继用胃痛灵方以补脾益气，理气和胃。此案应用标本同治、寒温并用、虚实兼顾之法，理法方药合拍，符合胃痛"理气止痛"的治疗原则，故能药到病除。

【案例3】向某，女，53岁。2010年7月6日初诊。诉10年前因患胃溃疡而在医院行胃大部切除术治疗，近月来感觉心下痞满，胃气上冲，气紧，畏寒，两手肿胀，睡眠不实，二便自调。诊见舌稍暗红，苔白微黄，脉沉细。断为胃痞证，乃脾虚胃热、寒热虚实错杂之候，自拟胃炎康合剂治疗。处方：党参15 g，半夏9 g，茯苓15 g，黄连5 g，干姜5 g，砂仁6 g，白芍15 g，浙贝母6 g（打），乌贼骨15 g，黄芩10 g，炙甘草6 g。予药7剂，每日1剂，水煎分3次温服。

2010年7月20日二诊。诉服药后气紧及两手肿胀已除，仍觉有心下痞满，胃气上冲，但纳食、二便均正常。舌淡红，苔薄白，脉滑数重按无力。效不更方，守方继进7剂。

2010年7月30日三诊。诉偶觉气紧，胃脘痞满，纳寐正常。舌淡红，苔薄白，少津，脉弦细。守方加厚朴10 g，继进7剂。

2010年8月10日四诊。诉胃中痞满有所缓解，但餐后1小时左右偶有胃脘疼痛，余无特殊。舌淡红，苔薄白，脉细。考虑乃久病必虚、脾胃失和、气机不调而为，遂改以益气健脾、理气和胃而善其候。予胃痛灵方7剂，以巩固疗效。胃镜复查示吻合口炎症消失。

按语：患者行胃大部切除术后，以致脾胃受损，运化无力，湿热内生，气机痞塞而发为胃痞证，其病在胃，性属虚实夹杂、寒热错杂。治从辛开苦降法，用胃炎康合剂，该方宗半夏泻心汤化裁。方以党参、茯苓益气健脾，健运中州，《本草正义》谓党参"力能补脾养胃，润肺生津，健运中气，本与人参不甚相远。其犹可贵者，则健脾运而不燥，滋胃阴而不湿，润肺而不犯寒凉，养血而不偏滋腻，鼓舞清阳、振动中气，而无刚燥之弊"；黄连、黄芩清热燥湿；干姜、半夏温中和胃，合芩连以辛开苦降为伍；浙贝母、乌贼骨敛溃制酸以护胃；砂仁醒脾和胃；白芍、甘草缓急止痛，兼调和诸药。诸般配伍，可起到益气健脾、和胃清热、以消胃痞之功。改以胃痛灵合剂，乃因胃热渐清，脾虚未复，故以益气健脾、理气和胃法而善其候。

【案例4】杨某，男，67岁。1998年10月13日入院。患胃痛13年，近4天胃痛发作，伴解柏油样黑便2次，量共约1000 mL。诊为消化性溃疡并上消化道出血（重度出血）。经止血、输血、输液治疗10天，出血停止，大便潜血转阴，血红蛋白由48 g/L升至60 g/L。仍间有胃脘隐隐作痛，头晕乏力，纳少，多食则脘腹作胀，时有泛酸，面白无华，舌淡，苔白，脉虚弦。于10月23日行胃镜检查，示十二指肠球部溃疡（范围1.4 cm×1.2 cm）活动期。中医辨病诊为胃痛，属络伤气损、脾胃虚弱、气血两亏之证候。治宜以益气健脾、止血和络为主。处方：党参20 g，白术15 g，茯苓15 g，白及15 g，陈皮5 g，乌贼骨10 g，煅瓦楞子15 g，鸡内金5 g，延胡索

15 g，当归 10 g，甘草 5 g。每日 1 剂，水煎服。经治 1 周，诸恙悉除。遂配以四味乌及散（白及、煅瓦楞子、乌贼骨、鸡内金按 4：3：2：1 比例混合研末），每次 6 g，每日 3 次。于餐前半小时用开水调成糊状服用。续治 2 周，11 月 13 日复查胃镜，示十二指肠球部溃疡瘢痕期。临床治愈出院，随访 2 年未复发。

按语：胃痛日久，久痛入络，脾胃气损，统摄失职，血不归经，外溢肠道，乃作黑便。胃络受损，血虚不荣，故面白无华，胃痛隐隐；脾运无力，则纳少腹胀、时有泛酸；舌淡苔白、脉虚弦正为血亏气虚之征。脉证参合，断为胃痛，络伤血溢之候。治疗首当以止血为要。审因论治，此案为脾胃气虚，血失统摄而作，唐容川认为"离经之血便为瘀"，故治以益气健脾、祛瘀止血之法。方中党参、白术、茯苓、鸡内金、陈皮益气健脾，和胃安中；当归、延胡索活血止痛；白及、乌贼骨、煅瓦楞子祛瘀止血，理气制酸；甘草调和诸药。诸药配伍，共奏补气摄血、健脾和胃之功，使补气而不留滞，止血而不留瘀，故能药到病除。

【案例 5】陆某，男，52 岁。2015 年 5 月 9 日初诊。诉胃脘部胀痛 3 年余，餐后明显。伴呃逆，肠鸣，口秽，大便难解、量少。诊见舌红，边有齿印，苔白微黄，脉细弱。胃镜检查示浅表性胆汁反流性胃窦炎。参合脉证，诊为胃痛，为脾虚胃热之候，治宜健脾益气，和胃降逆，予胃痛灵治疗。处方：党参 20 g，白术 10 g，陈皮 6 g，茯苓 15 g，砂仁 5 g，白芍 15 g，柴胡 10 g，煅瓦楞子 15 g，甘草 5 g，法半夏 9 g，木香 6 g（后下），蒲公英 15 g。予药 7 剂，每日 1 剂，水煎分 2 次温服。

2015 年 5 月 16 日二诊。服药后餐后胃脘部胀痛减轻，呃逆减轻，口秽已除，现大便溏烂，每日 1 次。舌淡红，苔黄白相间，脉细弱。脾胃已虚，湿热未清，治宜理气健脾，化湿清热，改用胃炎康方加三七 10 g。予药 7 剂，每日 1 剂，水煎分 2 次温服。

2015 年 5 月 23 日三诊。服药后胃脘部胀痛明显减轻，纳寐可，二便调。舌暗红，苔厚微黄，脉细弱。守方调治半个月以固疗效，随访 6 个月胃痛未复发。

按语：患者因久患胃痛，脾虚运化失司，而致纳呆腹胀，食后尤甚。食滞不化，积而生热，阻滞气机，胃失和降，遂见呃逆、肠鸣、口秽、大便难解等证。舌边有齿印为脾虚之候，舌红、苔黄为内有郁热之象。故宜健脾益气，清胃降逆，予胃痛灵治疗。该方由《古今名医方论》香砂六君子汤化裁而成。方中党参、白术、茯苓益气健脾；陈皮、砂仁、木香理气化痰，和胃宽中；白芍、柴胡疏肝柔肝，理气解郁；煅瓦楞子理气化瘀，制酸止痛；法半夏燥湿化痰，降逆止呕；蒲公英清热和胃；甘草调和诸药。合而为用，共奏益气健脾、和胃降逆、佐以清热之功。继以健脾益气，兼清湿热，改用胃炎康以益气健脾，清热化湿，佐以行瘀止痛而收功。

以上 5 例除案例 3 按胃痞证辨治外，其余均按胃痛辨证施治。案例 4 辨病属胃痛伴黑便而用四味乌及散加味治疗，其余案例皆用胃痛灵和胃炎康，此两个方子是笔者经验方，前者主治脾虚兼胃热证，后者主治脾虚兼湿热证。二者区别在于，前者以胃痛为主，伴有胃中灼热，舌红，苔白或微黄；后者以胃胀为主，伴有胃中痞闷，舌红，苔腻微黄或厚浊。这是辨证的关键，临证当详细辨别。

十五、呃逆

呃逆是胃气上逆，气冲动膈，喉中呃声连连，声短而频，不能自主的一种病证。其病位在胃，多与饮食和情志有关。如嗜酒湿热内蕴，伤及胃气，胃失和降，或进食生冷，伤及中阳，寒自内生，胃气失和，或恼怒伤肝，肝气郁结，横逆犯胃，气失和降。凡此，皆可使胃气上逆，气冲动膈，而形成呃逆之病。呃逆有寒热虚实阴阳之分，实证属寒者，呃声沉缓，胃脘不适；属热者，呃声洪亮，胃中灼热；属气郁者，呃声连连，胸闷不舒。虚证属脾阳虚者，呃声低弱，气不得续；属胃阴虚者，呃声急促，且不连续。若呃声微弱，气不连续，久久一声，脉微欲绝者，多为阴竭阳脱、病情垂危之候。治疗原则总以调和胃气、降逆止呃为主。

【案例1】梁某，男，50岁。因打嗝不止10余天而于2015年7月7日入院。诉于10天前始觉脘闷不适，频频打嗝，不能自止，呈持续性发作，但无胃痛、腹泻、恶心呕吐，饮食尚可，夜寐欠佳，二便正常。曾在当地卫生院行静脉输入654-2、奥美拉唑等西药治疗，也服过丁香、干姜等中药，未见缓解反而加重。既往有胃出血史，平素嗜酒，每日0.5 kg。入院检查示面色微红，心肺无异常，腹软，无明显压痛，未触及包块，舌红，苔少，脉细数。入院后诊为膈肌痉挛，针灸足三里（双侧）、内关（双侧）及关元等穴位，治疗2天，病情未见缓解。于7月9日上午邀余会诊，仍见患者打嗝，呃声响亮，气冲而出，口气稍臭。舌稍红，苔少微黄，脉象沉数。参合脉证，辨病属呃逆，乃胃中积热、冲逆动膈之证。治宜清热和胃，降逆止呃，给予竹叶石膏汤化裁。处方：淡竹叶10 g，生石膏30 g（先煎），法半夏10 g，柿蒂15 g，山药15 g，竹茹10 g，陈皮10 g，茯苓15 g，红枣10 g，甘草5 g。予药3剂，每日1剂，水煎取200 mL。下午6时服药，当晚呃逆停止，能安然入寐。效不更方，守方服用共6剂。随访1个月，未见再发。

按语：竹叶石膏汤出自《伤寒论》一书，原治热病初愈，余热未尽，津伤气逆而致恶心欲吐证。此案患者长年嗜好饮酒，酒性湿热，易于戕伐胃气，以致胃中积热，气失和降，冲逆动膈，故见频频打嗝，不能自止。其病因如《景岳全书·呃逆》所云："致呃之由，总由气逆。"胃热内盛，气机壅滞，浊气上逆，故而脘闷不舒，呃声响亮，口气秽臭；舌稍红，苔少微黄，脉象沉数，为胃热内盛、津气已伤之征象。参合脉证，辨病属呃逆，乃胃火上逆之证。其病位在胃，以胃虚为本，邪热、气滞为标，性属本虚标实。治疗本当清热和胃，然医者寒热不辨，反以丁香、干姜之属温燥伤津，以致胃阴既虚，内热益甚，故药后打嗝反加重，持续不已。正如《张氏医通·呃逆》所告诫："呃逆当辨寒热，寒热不辨，用药立毙。"此例用竹叶石膏汤加减治疗。方中竹叶、竹茹、石膏清热除烦；红枣、甘草益气生津；半夏、陈皮、柿蒂理气和胃，降逆止呃；山药、茯苓健脾养阴，一则缓半夏之燥性，二则补胃阴之亏虚。诸药配伍，共奏清热和胃、降逆止呃之功。此方清补兼顾，寒温并投，燥润相济，正切合该病之病机，故而药到病除。

【案例 2】王某，女，57 岁。2015 年 9 月 1 日初诊。诉鼻咽癌术后反复呃逆，间有呕吐，胸闷烦热，偶有咳嗽有痰，痰黏，纳眠可，二便正常。舌淡红，苔厚腻微黄，脉细数。中医辨病属呃逆，辨证为胃中湿热之证。治宜清热和胃，降逆止呃，方用竹叶石膏汤化裁。处方：竹叶 10 g，生石膏 30 g（先煎），法半夏 10 g，白豆蔻 5 g，柿蒂 15 g，甘草 5 g，陈皮 6 g，茯苓 15 g，红枣 10 g，竹茹 10 g。予药 7 剂，每日 1 剂，水煎分 2 次温服。

2015 年 9 月 8 日二诊。呃逆稍减，偶有胸闷，舌淡红，苔厚微黄，脉弦细。效不更方，守方加枳壳 10 g。继进 7 剂，每日 1 剂，水煎分 2 次温服。

2015 年 9 月 15 日三诊。呃逆消失，已无胸闷，二便自调。

按语：鼻咽癌多为肺内郁热，蕴久成毒，热毒伤及鼻窍所致。鼻为肺之窍，病位在肺，由肺及胃，致伤胃气，胃中积热，气失和降，上逆动膈，故作呃逆、恶心；肺内郁热，炼液为痰，气失清肃，则见胸闷烦热，咳嗽痰黏；舌红苔厚腻、脉细数为痰热内蕴，日久伤阴之象。其病多由饮食所伤，脾胃受损，气失和降，上逆动膈所致，故治宜清热和胃，降逆止呃，方宗竹叶石膏汤加减。方中竹叶配石膏以清热除烦；竹茹、半夏以清热和胃，降逆化痰；白豆蔻、陈皮、枳壳宽胸理气，和胃化浊；茯苓健脾渗湿，湿去则痰消；柿蒂降逆止呃；红枣、甘草甘缓补中，调和诸药。此般配伍，重在理气和胃，降逆止呃。方药合拍，故收效甚捷。

十六、泄泻

泄泻是排便次数增多，粪便稀溏，甚至粪便如水样，或排便次数虽不多，但粪便稀溏的一种病证。临床上泄泻有急性泄泻和慢性泄泻（即久泻）之分。急性泄泻多与感外邪尤其是寒湿之邪，饮食不节如过于饱餐、误食不洁食物、过食生冷，情志失调如精神紧张、忧思恼怒等有关。慢性泄泻多与脏气失调、脾肾亏虚有关。急性泄泻以发病较急，病程较短，腹泻次数较多，常伴有腹痛、肠鸣等为特点；慢性泄泻则起病缓慢，病程较长，腹泻时作时止，常伴肝脾不调、脾肾亏虚等证候。其病多由外邪入侵，伤及脾胃，或脏气失调，脾肾亏虚，使脾胃升降失和，脾失健运，清气不升，浊气不降，清浊相混，并走大肠，而发生泄泻，其关键在于脾虚湿盛，故有"湿多成五"之说。治疗上宜以健脾利湿之法为主，诚如《景岳全书·泄泻》所说"治泻不利小水，非其治也"。

【案例】黄某，男，22岁。2010年7月20日初诊。诉近年来经常腹泻，每日2～3次不等，伴见腹痛，痛即欲泻，口苦，时有口甜，纳可，肠鸣音活跃。诊见形体消瘦，舌淡红，苔薄白，脉细带弦。胃镜检查示慢性浅表性胃窦炎。西医拟诊慢性胃炎和慢性肠炎。中医辨证属泄泻，乃脾虚肝旺之候。治宜以益气健脾、疏肝和胃、清热燥湿之法，方以五味异功散合痛泻要方化裁。处方：党参15g，茯苓15g，白术10g，陈皮10g，木香6g，防风10g，葛根20g，黄连5g，白芍15g，炙甘草5g。予药7剂，每日1剂，水煎分2次温服。

2010年7月27日二诊。诉药后腹泻次数减少，但仍腹部隐痛，食后腹胀，大便溏烂，便后觉肛门灼热，里急后重，伴有恶寒，两手肤冷。舌淡红，苔薄白，脉细缓弦。脾气既虚，湿滞化热。改以健脾益气，佐以利湿清热之法，药用参苓白术散合香连丸。处方：党参15g，陈皮6g，白术10g，茯苓15g，炒扁豆12g，薏苡仁15g，山药15g，葛根20g，黄连5g，木香6g（后下），白芍15g，炙甘草5g。服法同前。

2010年8月3日三诊。服上药后脐周痛、肠鸣已消失，腹泻与便后肛门烧灼感减轻，畏寒，小便黄。舌淡红，苔薄白边有齿痕，脉细带弦。守方去薏苡仁、白芍，加砂仁，继进7剂。

2010年8月10日四诊。诉腹痛已除，无肛门灼热感，大便成形，日1行，排便乏力，小便淡黄。舌淡红，苔薄白边有齿痕，脉缓细带弦。效不更方，守方继进7剂以巩固疗效。

按语：患者病程较长，反复腹泻，伴腹痛肠鸣，痛即欲泻，泻后痛缓，为脾虚肝旺、肝脾不调之泄泻无疑。盖因肝气郁结，横逆乘脾，运化失司，清浊不分，并走大肠而作泄泻。其病在大肠，与肝脾有关。病机关键在于肝脾不调，湿阻气滞，其治当调理肝脾，行气化湿。方用党参、白术、茯苓益气健脾燥湿，为君药；白芍敛肝柔肝，缓急止痛，防风能祛风胜湿，以治肠鸣，同为臣药；陈皮、木香行气止痛，葛根、黄连清热燥湿，升清止泻，同为佐药；炙甘草调和诸药，为使药。诸药配伍，共奏益气健脾、理气疏肝、清热燥湿之功。胃肠合治，重在治胃，初见成效后。继以益气健脾，利湿清热，则重在治肠，遂改用参苓白术散合香连丸化裁而收其功。诚如《医方考》所云："脾胃喜甘而恶苦，喜香而恶湿，喜利而恶滞。"

十七、虫痛

虫痛，是寄生在人体肠道的虫类引起腹痛的一种病证。虫类病包括蛔虫病、绦虫病、钩虫病、蛲虫病，尤以蛔虫病为多见。卫生条件较差的地区尤易患病，多为误食不洁食物如沾有虫卵的生冷蔬菜、瓜果，或喜食半生不熟食物所致。寄居肠道的蛔虫吸吮水谷精微，会影响脾胃功能，导致患者营养不良；蛔虫蠕动寻食，可导致肠道气机紊乱，失于调和，而引发腹痛；窜入胆道，可使胆管痉挛，而引起胆绞痛。故对该病的治疗当以驱蛔止痛为主，调养脾胃而善其后。

【案例 1】宋某，女，20 岁，未婚。因右上腹绞痛伴恶心呕吐 4 天而于 1974 年 12 月 18 日急诊入院。诉无明显诱因而突发右上腹绞痛，呈阵发性，并向右侧肩胛背部放射，痛时辗转不安，两膝弯曲而卧，伴有恶心呕吐，吐出胃中未化食物和 10 多条蛔虫，纳呆，口苦口干，大便 3 日未解，小便深黄。既往有胆道蛔虫病、胆囊炎病史。入院检查示体温 39.6℃，急性痛苦面容，曲膝左侧卧位，面色微红，口唇干燥，皮肤巩膜中度黄染，右上腹压痛，墨菲征阳性，肝脾未触及，舌红，苔薄黄而腻，脉滑数。白细胞

27000/mm³，中性82%，尿胆元1+，胆红质4+。西医诊断为胆道蛔虫病并感染。中医辨证属腹痛、黄疸，乃虫积阻滞、湿热内生之候。入院给予中医治疗为主，方以黄连解毒汤、茵陈蒿汤化裁。处方：乌梅6g，黄连6g，黄柏10g，槟榔10g，川楝子12g，茵陈蒿15g，金钱草15g，大黄10g（后下），延胡索10g，广木香6g，甘草5g。每日1剂，水煎分3次口服。配合输液维持酸碱平衡，痛剧时皮下注射阿托品，并予驱蛔灵片口服。治疗7天后，体温正常，腹痛大减，黄疸渐退，二便自调，但仍食少，口淡乏味。守原方去川连、大黄、黄柏、川楝子、槟榔，加山药、茯苓、陈皮、法半夏、神曲、白芍。连服8剂药后，已无腹痛，巩膜黄染退尽，精神佳爽，饮食正常。血、尿复查均正常。住院16天，痊愈出院。出院后以香砂六君子汤调养善后。

【案例2】雷某，女，25岁。因上腹部阵发性疼痛2天而于1975年1月9日急诊入院。入院症见上腹部疼痛，呈阵发性，痛时卷曲双膝，坐卧不安，伴有发热呕吐，吐出胃中食物和蛔虫1条，神疲倦怠，口苦纳呆。自述已4天未解大便，小便黄。当地卫生室曾给予注射阿托品1支，口服过止痛西药（名未详），未见显效。既往常有胃痛，1974年曾有类似病史。诊见面色红，舌红，苔薄黄，脉弦滑数。检查体温37.8℃，右上腹明显压痛，未触及包块。血常规示白细胞10800/mm³。西医诊断为胆道蛔虫病并感染。中医辨病属腹痛，辨证为湿热内蕴、蛔虫扰动之候。入院曾用安蛔止痛、泻下通便法，给予乌梅丸合调胃承气汤加减无效，当晚体温升高至40.5℃。故改用清热化湿、理气止痛法，处方：茵陈30g，山栀子10g，黄芩10g，黄连10g，银花30g，连翘15g，川楝子10g，枳实10g，木香10g，甘草5g。每日1剂，水煎服，连服3剂。配合临时服用复方安基比林片，每次2片。3剂药后体温降至36℃，腹痛明显减轻，精神大爽。守方去黄连、山栀子、银花、连翘，加柴胡10g，白芍15g，槟榔15g，使君子10g。每日1剂，水煎分3次温服。配合服用驱蛔灵片，每次6片，晚睡前嚼服，连服2晚。打出蛔虫约20条，已无腹痛。末予五味异功散调服。住院2周，痊愈出院。

按语：以上2例患者均有腹痛，坐卧不安，时作时止，伴吐蛔虫、发热，显系虫积腹痛无疑，诚如《景岳全书》所云："凡虫痛证，必时作时止，来去无定，或呕吐青黄绿水，或吐出蛔虫，或痛而坐卧不安。"因饮食不洁，损伤脾胃，健运失司，湿聚生热，湿热交蒸而生虫，故《证治准绳》说"虫由湿热郁蒸而生"。蛔虫内生，聚而成团，内扰胆腑，胆气不泄，不通则痛，故见腹痛阵作，辗转不安，牵引肩背；虫动则痛作，虫安则痛止，故而时作时止；湿热内蕴，胃失和降，上逆而作呕恶，甚至吐蛔。舌红，苔黄，脉滑数，乃湿热蕴蒸之象。脉证相从，治宜以清热化湿、杀虫止痛为先，次以调养脾胃而善其后。案例1方中乌梅味酸以安蛔，"虫得酸则安"；槟榔味辛以消积杀虫，"虫得辛则伏"；黄连、黄柏、大黄味苦以清热通腑，"虫得苦则降"；茵陈、金钱草利湿退黄；广木香、川楝子、延胡索理气止痛。加山药、茯苓、陈皮、法半夏、神曲、白芍以健脾和胃安中。案例2方中银花、连翘清热解毒；茵陈、山栀子、黄芩、黄连清热利湿；柴胡、白芍、枳实、甘草理气止痛；槟榔、使君子杀虫消积。诸药配伍，能清热解毒，利胆和胃，杀虫消积，理气止痛，使热清虫下，则腹痛立止。配合西药驱虫，则收效更捷。

十八、黄疸

黄疸是以目黄、身黄、小便黄为主要症状的一种病证，其中尤以目睛黄染为辨证关键。此病多为感受外邪，尤其是湿热之邪，或饮食不洁，使脾胃受损，运化失司，湿热内蕴，熏蒸肝胆，以致肝胆失于疏泄，胆汁外溢而发黄。或因湿热久蕴，结成砂石，阻滞胆道，胆汁外溢而发黄。或积证久病不愈，瘀血内阻，气机不畅；或湿热生虫，虫积肠道，窜入胆道，阻塞不通，肝胆失于疏泄，胆汁不循常道而外溢肌肤，以致面目发黄，下流膀胱，则小便黄。其病位在脾胃和肝胆，二者相互影响。临床辨病当分清阳黄、阴黄。阳黄起病急，病程短，黄色鲜明如橙色；阴黄起病缓，病程长，黄色晦暗如烟熏。辨证求因，因于结石阻滞者，当利胆排石，清热止痛；因于积聚者，当祛瘀散结、化积消癥；因于虫积者，当安蛔止痛，清利肝胆。辨治原则宜以清利湿热、疏肝利胆为主，次以调补脾胃而善其后。

【案例】麻某，男，24岁。因右上腹反复疼痛18天、加重1周而于1974年12月11日急诊入院。诉11月23日无明显诱因而突然右上腹疼痛，呈持续性绞痛，阵发性加剧，痛时辗转不安，身出冷汗，且疼痛向右侧肩胛及背部放散，伴有恶寒发热，恶心呕吐，吐出物为黄色苦水及蛔虫1条，口干引饮，纳呆乏力，厌恶油腻，大便干结，4日未解，小便黄赤。既往有慢性胆囊炎史已6年。门诊曾给西药氯霉素、颠茄合剂及中药舒肝丸等，效果不显，遂前来住院治疗。入院检查示体温39.0℃，面色橘黄，巩膜及全身皮肤呈深度黄染，右上腹压痛明显，墨菲征阳性，舌红，苔中焦黑而干、两边黄厚浊腻，脉弦滑而数。西医诊断为慢性胆囊炎急性发作，阻塞性黄疸。中医诊断为黄疸，为湿热内蕴、热重于湿之候。入院初用西医治疗，给予静脉滴注四环素，肌注青霉素、链霉素，配合口服硫酸镁、颠茄合剂等药，治疗2天后，体温降至正常，但仍有腹痛、黄疸等症状，遂停用西药而改用中药治疗。中医采用清热利湿、利胆退黄、行气止痛之治法，给予茵陈蒿汤合四逆散加味。处方：茵陈15g，山栀子10g，大黄12g，芒硝12g，柴胡10g，枳实10g，青皮6g，白芍15g，龙胆草5g，延胡索10g，金钱草15g，甘草5g。每日1剂，水煎服，连服12剂。腹痛、黄疸等症状明显减轻。守方继进7剂，腹痛消失，黄疸退尽，精神、食欲及二便均转为正常，病愈出院。

按语：患者发病以腹痛、发热，伴有身目发黄、小便黄为临床症状，知由湿热内困中焦，肝胆疏泄不利而发作。湿热内蕴，阻滞气机，不通则痛，并循少阳胆经部位放散；湿热困阻中焦，脾胃失和，则发热恶寒，恶心呕吐，纳呆乏力；湿热生虫，蛔虫扰动，胆气不泄，则腹痛较剧，呕吐黄水与蛔虫；湿热熏蒸，肝胆疏泄不利，胆汁外溢，则身目发黄，口苦干，便秘溲黄；舌红，苔黄腻，脉滑数，乃湿热内盛之象。脉证参合，辨证诊为黄疸，属湿热内盛之候。治宜清热利湿，通腑泻热，行气止痛。方中茵陈、栀子、金钱草、龙胆草清热利湿退黄，大黄、芒硝、枳实通腑泻热，柴胡、青皮、白芍、延胡索理气止痛，甘草调和诸药。诸般配伍，重在清热利湿。待湿热清、腹痛止，再以调养脾胃而善其候，则尽收其功。

十九、腰痛

腰痛是以腰部经常疼痛为主要症状的一种病证，疼痛可偏于左侧，或偏于右侧，或于腰脊正中。其病可有内因和外因之不同。外因包括感受外邪（寒湿或湿热），邪滞经络；或跌仆闪挫，伤及经络。内因包括饮食偏嗜，湿热煎熬，蓄久成石；或劳累过度，肌肉劳损；或年老肾亏，腰府失养；或房劳过度，肾精亏损。凡此，均可引起腰府经脉瘀滞，气血运行不畅，或腰府精血不充，经脉肌肉失养，而致腰痛。故当以祛湿通络、活血化瘀、排石通淋、补肾壮腰为治疗原则，并结合西医相关检查和中医辨证，遣方用药。

【案例1】覃某，女，76岁。2010年8月10日初诊。诉腰部胀痛欲折反复发作月余，伴左下肢麻木，身累不舒。既往有骨质疏松病史。诊见舌暗红，苔少中有剥苔，两手尺脉细弱。辨证属肾虚血瘀之候，治以补肾祛瘀。处方：桃仁10 g，川芎6 g，红花6 g，赤芍10 g，当归10 g，独活10 g，桑寄生15 g，生地15 g，乳香6 g，牛膝15 g，狗脊10 g，菟丝子10 g，川断10 g，杜仲10 g。予药3剂，每日1剂，水煎分2次温服。

2010年8月13日二诊。服药后仍感腰部酸痛欲折，不能翻身，两膝酸痛乏力，大便稍溏，日行2次，小便频数。舌红，苔薄白，脉沉细略弦。考虑久病难以迅速奏效，故守方加入木瓜12 g、甘草5 g。继进7剂，煎服法同前。

2010年8月27日三诊。服药后腰痛减轻，可翻身但腰部仍酸痛明显，两下肢麻木，右侧为甚，口干不多饮，大便稍溏，小便频数改善。舌稍暗，苔少，脉细略数。守方加薏苡仁20g，去赤芍、木瓜、甘草。继进7剂，煎服法同前。

2010年9月7日四诊。诉腰部酸痛、肢麻明显减轻，翻身稍感困难，口渴不多饮，大便溏。腰椎X线片诊断为腰椎肥大增生。舌暗红，苔少，脉细弱。处方：川芎5g，红花10g，当归10g，独活10g，赤芍12g，生地15g，乳香6g，牛膝15g，狗脊10g，枸杞10g，川断12g，七叶莲15g，甘草5g。继进7剂，每日1剂，水煎分2次温服。另给予杞菊地黄丸，每次8粒，每日3次，淡盐水冲服，以巩固疗效。随访半年未复发。

按语：《素问·脉要精微论》有云："腰者，肾之府，转摇不能，肾将惫矣。"患者年老体虚，肾精亏虚，筋脉痹阻，腰府不充，故作腰痛如折，缠绵不休。久病入络，瘀血痹阻，故而腰痛难以转侧。舌脉参合，辨证属腰痛、肾虚血瘀之候，治疗宜补肾以固本，活血化瘀以治标，标本兼顾。诚如《证治汇补·腰痛》所云："治惟补肾为先，而后随邪之所见者以施治，标急则治标，本急则治本，初痛宜疏邪滞，理经隧，久痛宜补真元，养血气。"

【案例2】罗某，男，33岁。2011年4月6日初诊。诉近半年来常觉腰部酸痛，伴心烦少寐，手足心出汗，二便自调。因想调理身体而前来就诊。诊见舌淡红，苔厚微黄，脉细数。参合脉证，辨病诊为腰痛，属阴虚内热之证。治以滋阴益肾、佐清虚热之法。处方：熟地12g，山药15g，茯苓15g，丹皮10g，山茱萸10g，泽泻10g，沙苑蒺藜10g，菟丝子10g，川断10g，牛膝10g，山栀子10g，五味子10g。予药7剂，每日1剂，水煎服。

2011年4月13日二诊。服药后腰痛明显减轻，手足心出汗已少，夜能入睡，但觉咽痛口干。诊见咽部潮红，咽后壁有少许滤泡，舌淡红，苔薄微黄，脉细数。西医诊为慢性咽炎。中医辨证属喉痹，为阴虚火旺之证，改以滋阴降火、清热利咽之法。用知柏地汤加减。处方：知母10g，黄柏10g，生地15g，麦冬10g，玄参10g，丹皮10g，山茱萸10g，泽泻10g，茯苓15g，桔梗10g，甘草5g。予药7剂，每日1剂，水煎服。

2011年4月20日三诊。服药后咽喉干痛、手足心汗出已消失，惟感轻微腰痛，舌淡红，苔薄白，脉沉细。药证合拍，效不更方，继以滋阴益肾法以善其候。处方：生地 15 g，山药 15 g，茯苓 15 g，丹皮 10 g，山茱萸 10 g，泽泻 10 g，五味子 10 g，菟丝子 10 g，覆盆子 10 g，车前子 15 g，金樱子 15 g，山栀子 10 g。予药 14 剂，每日 1 剂，水煎服。随访 3 个月无复发。

按语：腰为肾之府，亦为肾之外候。肾精亏虚，腰府失于充养，故作腰痛酸楚、绵绵不休；阴虚生内热，虚热内扰，迫津外泄，故而心烦少寐，手足心出汗；苔厚微黄，脉细数，乃阴虚内热之征。方用六味地黄以滋肾养阴为主；辅以沙苑蒺藜、菟丝子、川断以益肾壮腰；佐以山栀子、五味子清热除烦，养心安神；牛膝引药入肾，兼以活血为使。诸般配伍，可达补肾清热、壮腰活络之功。咽喉为肾经所过之处，因内热未清，循经上扰，灼伤津液，而生喉痹之变。继以滋阴降火、清利咽喉之法，改以知柏地黄汤合玄麦甘桔汤而收余功。治疗过程中始终坚守滋阴益肾之法，视病情变化而随证加减。正如医圣张仲景所云："观其脉证，知犯何逆，随证治之。"

二十、水肿

水肿是体内水液潴留，泛溢肌肤，引起眼睑、头面、四肢、腹背甚至全身浮肿的一种病证。人体内水液潴留与肺、脾、肾三脏气化功能失调有关，故《景岳全书·肿胀》有"凡水肿等证，乃肺、脾、肾三脏相干之病。盖水为至阴，故其本在肾；水化于气，故其标在肺；水唯畏土，故其制在脾。今肺虚则气不化精而化水，脾虚则土不制水而反克，肾虚则水无所主而妄行"之记载。水肿之辨证，当分阴水和阳水，以阴阳为纲。阳水起病较急，病程较短，多从眼睑、头面部浮肿开始，然后遍及全身；阴水起病缓慢，病程较长，浮肿多以腰以下为甚。水肿之治疗，当治肺、治脾、治肾。治肺宜疏风解表，宣肺行水；治脾宜健脾化湿，通阳利水；治肾宜温肾助阳，化气利水。

【案例1】陈某，女，75岁。2015年5月23日初诊。诉面部及四肢浮肿已1月余，午后尤甚，下肢水肿，按之凹陷不易恢复，伴神疲乏力，面色萎黄，四肢倦怠，脘腹胀闷，反食，口干，不欲饮，夜寐尚可，纳减便溏，夜尿多。在外院治疗（用药不详），症状无好转而前来就诊。诊见舌暗，有裂纹，苔浊腻微黄，脉弦。检查示血压正常，空腹血糖、甲功五项、肝肾功能、尿常规均正常。参合脉证，辨病属水肿，辨证为阴水、脾虚湿盛之证。治以健脾利水、少佐苦寒燥湿之法，方用参苓白术散化裁。处方：党参15 g，白术10 g，茯苓15 g，陈皮5 g，山药15 g，扁豆15 g，砂仁5 g，木香6 g（后下），黄连5 g，薏仁30 g，苏叶10 g。予药3剂，每日1剂，水煎分2次温服。

2015年5月25日二诊。服药后颜面及四肢水肿明显消退，脘腹胀闷、口干减轻，纳寐可，尿多，大便溏烂，舌暗，有裂纹，苔腻微黄，脉弦微数。效不更方，守方继进5剂。

2015年5月30日三诊。服药后水肿全消。但有腹胀、呃逆、反食，纳寐可，大便稍溏，日行2～3次，小便调，舌稍暗，苔薄黄，脉弦。脉证参合，考虑余症乃脾虚气滞、气失和降所致，遂改以益气健脾、理气和胃之法而善其候。处方：党参15 g，白术10 g，陈皮6 g，茯苓15 g，柴胡10 g，蒲公英10 g，煅瓦楞子15 g，法半夏9 g，砂仁6 g，白芍15 g，神曲15 g，炙甘草6 g。连进7剂，以巩固疗效。

按语：《灵枢·天年》云："七十岁，脾气虚。"患者年过七十，脾胃气虚，运化不及，以致精微不化，反聚为水湿，流溢于面部及四肢而病水肿。《素问·至真要大论》云："诸湿肿满，皆属于脾。"因脾气虚弱，健运失司，水湿泛溢肌肤，故见颜面及四肢浮肿、大便溏薄、小便反多；湿浊内困，阻滞气机，则见四肢倦怠、脘腹胀闷、纳减、口干不欲饮；脾虚化源不足，则见神疲乏力、面色萎黄；苔浊腻微黄，脉弦，为水湿化热之征。治当健脾益气，行气化湿。方宗《太平惠民和剂局方》参苓白术散化裁。方以党参补脾气以运中州，为君药；白术、茯苓、扁豆、薏仁健脾化湿，山药补脾益肾，共为臣药；陈皮、砂仁、木香行气化湿，黄连清热燥湿，同为佐药；苏叶辛温散寒，理气和胃，为使药，用此药辛散肺气，以开水之上源而利水湿，意在"开鬼门""通水道"。诸般配伍，共奏健脾行气化湿之功。继以胃痛灵调养善后，乃缓以图本之治。

【案例2】夏某，女，70岁。2012年10月22日初诊。诉两小腿浮肿发胀已月余，伴有胸脘痞闷，烦渴欲饮，大便不畅，小便短赤。诊见舌暗红，苔黄腻，脉沉数，两膝以下浮肿，指压轻微凹陷。西医诊断为不明原因水肿。中医诊为水肿，辨为湿热蕴结之证。治以清热利湿、活血通脉，拟用加味二妙散合四妙勇安汤化裁。处方：苍术10 g，黄柏10 g，薏苡仁30 g，牛膝15 g，赤芍15 g，茯苓15 g，当归10 g，玄参10 g，银花15 g，甘草5 g。予药7剂，每日1剂，水煎服。

2012年10月29日二诊。服药后下肢发胀减轻，但浮肿未消，仍觉胸脘痞闷，小便不利，且有腰部酸痛，肢体疼痛。舌暗红，苔薄白，脉沉。考虑属湿邪留滞、经脉不通之候，改用益气通阳、活血利水之法。处方：防己10 g，黄芪30 g，桂枝10 g，白术10 g，茯苓15 g，猪苓15 g，泽泻15 g，车前子15 g，泽兰15 g，益母草15 g。予药7剂，每日1剂，水煎服。

2012年11月5日三诊。服药后下肢浮肿稍消，发胀感轻微，胸闷减轻，时有腰痛，小便稍增多。面色稍晦暗，舌暗红，苔白，脉沉缓。改以活血利水为主，方以桃红四物汤加味。处方：桃仁10 g，红花10 g，川芎6 g，赤芍15 g，当归10 g，生地15 g，泽兰15 g，薏苡仁30 g，益母草15 g，牛膝15 g。予药7剂，每日1剂，水煎服。

2012年11月12日四诊。服药后下肢浮肿消退过半，无发胀感，胸闷消失，二便正常。舌淡红，苔薄白，脉弦缓。效不更方，守方去泽兰，加川断15 g、狗脊10 g、独活10 g、乳香6 g、车前子15 g，补肾活血、渗湿利水而善其候，调治半月而浮肿尽消。

按语：患者下肢浮肿发胀，胸脘痞闷，小便短赤，初诊断为水肿，乃水湿浸淫、郁而化热之候。盖因湿热壅滞，气机失调，故见胸脘痞闷；湿热流注，则下肢浮肿发胀，小便短赤；舌暗红苔黄腻、脉数，为湿热缊结、瘀血阻滞之象。投以清热利湿、活血通脉之品，获效不显。继而思之水湿内停，易伤阳气，改以益气通阳、活血利水之法，予以防己茯苓汤、五苓散而始见效果，但不甚显著。三诊详审病机，知其久病水肿，瘀血内阻，伤及肾阳，无以化气行水而致，血水互结，故水肿难消。诚如张仲景《金匮要略》所云："血不行则为水。"唐容川《血证论·肿胀》也指出："……又有瘀血流注亦发肿胀者，乃血变成水之证。"故宗张仲景"去菀陈莝"治疗原则，改以活血利水法为主，药用桃红四物汤加味，使血行则水亦行，瘀血祛则水肿消，因而收效益彰。终以补肾活血、渗湿利水以善其候，调治半月而获愈。

二十一、淋证

淋证是指尿频、尿急、尿痛，伴小腹拘急，或痛引腰背的一种病证。尿频即尿意频，总想小便，小便日行十数次，甚至更多；尿急即尿来迫急，难忍；尿痛即小便时尿道涩痛或刺痛。《外台秘要》指出"集验论五淋者：石淋、气淋、膏淋、劳淋、热淋也"，临床上常以热淋为多见。石淋以尿中排出砂石为主证，但临床也有病人未注意排尿时是否有砂石，往往做B超检查时才发现，也可作石淋论治。淋证病因多与下焦膀胱湿热有关，而湿热又多缘于饮食，如恣食辛辣炙炒，或甘肥厚味，或饮酒过多，均可酿生湿热。湿热下注膀胱，而成热淋；也有因下阴不洁，秽浊之邪入侵膀胱，酿成湿热，而成热淋者；或湿热蕴久，煎熬尿液，尿中杂质结成砂石而成石淋；或因恼怒伤肝，气郁化火，影响膀胱气化而成气淋者。淋证日久，伤及脾肾，中气下陷，肾元不固，而致小便淋沥不已，或见尿液混浊如膏脂，则成气淋、劳淋、膏淋。故《诸病源候论·淋病诸候》有"诸淋者，由肾虚膀胱热也"之说。

【案例1】钟某，女，59岁。2019年5月23日初诊。诉尿痛已12天，呈烧灼样痛，少腹作痛，排尿不畅，尿呈粉红色，伴右侧腰部胀痛乏力，舌稍红，苔白腻，脉细无力。曾在医院行B超检查，示右侧输尿管下段结石近膀胱开口处内可见一个强回声光团（9 mm×5 mm），左右肾盂、肾盏分离扩张，暗区前后径分别为 15 mm 和 31 mm。尿常规示隐血2+。诊断为右侧输尿管下段结石、肾积水。经按结石进行常规治疗而无效，建议手术治疗，患者不同意，遂转中医治疗。中医参合患者脉证和体征分析，辨病为石淋，辨证属湿热内蕴结成砂石之证候。治宜利湿清热，排石通淋。方用复方二金汤（自创验方）：金钱草15 g，海金砂15 g，石苇15 g，薏苡仁20 g，车前子15 g，滑石15 g，川断10 g，牛膝10 g，黄芪20 g，枳实6 g，甘草5 g。予药5剂，每日1剂，水煎服。

2019年5月28日二诊。服药至第三天，排出绿豆大小结石一粒，之后腰痛、腹痛、小便尿道疼痛消失，B超复查右侧输尿管下段结石已排除，肾积水消失。随访6个月症状未再发作。

按语：淋证多为膀胱湿热而致，有热淋、石淋、气淋、血淋、膏淋之分。尿中排出砂石者，则为石淋。如《诸病源候论·淋病诸候》所云："石淋者，淋而出石也。"此例患者经B超检查发现结石，治疗后结石从尿道中排出，中医诊为石淋无疑。缘由湿热下注，煎熬尿液，日久结为砂石，不能随尿排出，阻于尿道，故见小便艰涩不畅，尿道灼热疼痛，少腹疼痛；热灼血络，迫血妄行，而见尿呈粉红色；腰为肾之府，湿热之邪，伤及于肾，则腰府脉络瘀滞，故见腰府胀痛难忍；舌红、苔白腻为湿热内蕴之征，脉细无力，为肾气亏损之象。此病性属本虚标实，以肾虚为本，湿热为标，治当标本兼顾。故以海金砂、滑石、金钱草、石苇、薏苡仁、车前子等清利湿热之品清热利尿、通淋排石；川断、牛膝、黄芪补肾益气；枳实破气行滞以除肾中积水；甘草调和诸药。诸般配伍，以臻清热利湿、通淋排石、行气逐水之功。药证合拍，故而收效甚捷。此案例抓住了淋证"由肾虚而膀胱热故也"的病机特点，不拘泥于古人所谓"淋证无补法"之说，既补气、补肾，也清热利湿、通淋排石，通补兼施，不失为治疗石淋之有效方法。

【案例2】黄某，男，52岁。2018年6月30日初诊。诉尿频尿急近1个月，日行十数次，每次量少，排尿不畅，伴有小腹拘急，尿道灼热。既往有慢性胃炎病史。检查示血常规、尿常规均正常，前列腺液检查示卵磷脂小体3+，B超检查示前列腺增生。舌淡红稍暗，苔白腻，脉细数。中医辨病属淋证，为心火亢盛，移热于小肠之候。治宜清心泻火，利湿通淋，方用导赤散加味。处方：生地15g，竹叶10g，通草5g，乌药10g，车前子15g（包煎），瞿麦10g，蒲公英15g，甘草5g。予药7剂，每日1剂，水煎服。

2018年7月6日二诊。服药后无小腹拘急，但仍尿频急量少，尿道涩滞不畅，夜寐不安。舌淡红，苔白微黄，脉细数。考虑肾阴已亏，肾水不济心火，阴虚火旺，内扰心神，故而夜寐欠安，脉象细数，改以知柏地黄汤滋阴降火。处方：生地15g，丹皮10g，山药15g，山茱萸10g，知母10g，黄柏6g，茯苓15g，泽泻10g，生牡蛎30g（先煎），生龙骨30g（先煎），炒枣仁15g，蒲公英15g。予药7剂，每日1剂，水煎服。

2018年7月13日三诊。服药后睡眠明显改善，仍有尿意频急，量少，但无尿道涩滞不畅。舌淡红，苔白微黄，脉细滑少力。改以补气健脾、升阳举陷之法。方宗李东垣补中益气汤化裁。处方：太子参15g，白术10g，黄芪20g，升麻5g，柴胡5g，当归10g，大枣10g，赤芍10g，陈皮6g，蒲公英15g，炙甘草5g。给药7剂，每日1剂，水煎服。

2018年7月20日四诊。小便已转正常，排尿无频急感，胃纳、夜寐均正常。舌淡红，苔白，脉细缓。效不更方，守上方继进7剂煎服。随访6个月，未再复发。

按语：患者尿意频作，量少不畅，小腹拘急，初诊为热淋证。盖因患者年过半百，肾气渐衰，肾虚失于固摄，加之湿热浸淫，以至膀胱气化不利而病作。初以清心泻火、除小肠热之法，用导赤散治疗，症状有所缓解。继以滋肾养阴、清膀胱湿热之法，用知柏地黄汤加味，夜寐改善，但尿意频多仍未消除。究其原因，患者平素有胃病，淋证既久，湿热虽清，但苦寒之品已伤及脾胃，以致气虚下陷，膀胱失约而不能固涩，故而尿频量少，余沥不尽，由实转虚而成气虚淋证。如《灵枢·口问》所云："中气不足，溲便为之变。"《景岳全书·淋证》有"治淋之法，下陷者宜升提"的记载，《证治汇补·淋证》提出"积淋久病……用补中益气汤升提阳气"。故宗古说，仿李东垣补中益气汤加减。方中太子参、黄芪、白术补气健脾；升麻、柴胡升提清气；当归、赤芍补血活血，配蒲公英兼以清热；陈皮理气醒脾；大枣、炙甘草甘缓补中，调和诸药。合而成方，功能补气清热、升阳举陷。使脾气旺盛，中气提升，膀胱气化复常，则小便频急自愈。

二十二、汗证

汗证是自汗、盗汗之统称，是阴阳失调，腠理不固而致汗液外泄失常的一种病证。自汗是白昼时时汗出，动则尤甚；盗汗是寐中汗出，醒则自汗。自汗多为素体虚弱，病后体虚，或久病咳喘，伤及肺气，卫表阳气不固，腠理疏松，汗液外泄而致；或阴阳不调，营卫失和，卫表阳虚受风，汗液外泄而致。盗汗则多为久病伤阴，阴虚内热，迫津外泄而致。病机关键在于腠理不固，汗液外泄。其病多以正虚为主。辨治当以调和阴阳、补虚固表为要。

【案例】龙某，男，48岁。2015年7月10日初诊。诉反复汗出过多3年，白天、夜间均有汗出，白天活动后汗出更甚，不能耐热，口干欲饮，大小便可。诊见舌红，苔薄黄，脉沉细。辨病诊为汗证，乃气阴两虚之候。治宜益气养阴，清热和营。用当归六黄汤加味。处方：当归10g，熟地15g，黄芪30g，生地20g，黄芩10g，黄连5g，黄柏10g，煅牡蛎30g，麻黄根15g，甘草5g。予药7剂，每日1剂，水煎分2次温服。

2015年7月21日二诊。已无盗汗，白天汗出减少，身热，口干，大便溏烂，舌暗红，苔白厚，脉沉细。守方加入神曲15g、葛根15g，生牡蛎易煅牡蛎。继进7剂，煎服法同前。

2015年7月28日三诊。自汗明显减少，无身热、口干，大便成形，舌暗红，苔白厚，脉沉细。

按语：虚火伏藏于阴分，夜寐则卫气行于阴，扰动阴分伏火，迫使津液外泄而见盗汗畏热；津液外泄则气随之亏虚，卫外不固则日间自汗；虚热内扰，耗气伤津，故见口干欲饮；舌红苔薄黄、脉沉细乃气虚亏虚、阴虚内热之征象。治宜滋阴清热，益气固表，方用当归六黄汤加味。当归六黄汤出自《兰室秘藏》卷下，为"治盗汗之圣药也"。吴谦《医宗金鉴·删补名医方论》曰此方："用当归以养液，二地以滋阴，令阴液得其养也。用黄芩泻上焦火，川连泻中焦火，黄檗泻下焦火，令三火得平也。又于诸寒药中加黄芪，……一以完已虚之表，一以固未定之阴。"加煅牡蛎、麻黄根以增收敛止汗之功，甘草甘缓和中。复诊时汗出大为好转，改煅牡蛎为生牡蛎以缓其收敛之性，另加葛根、神曲以升清止泻，健胃消食，治身热、口干、大便稀烂，故而收到显著疗效。加葛根之用意，如《神农本草经》所云："葛根，主消渴，身大热……主下利……"

二十三、发热

发热是指体温高于正常健康人，常以37℃为界，高于此温度则称之为发热，临床多见于外感疾病。如果是由病毒感染而引起者，一般发热不高，多呈低中度发热；而合并有细菌感染者，则可有高热达39℃或以上。辨治外感发热首先应明确属阴属阳，《伤寒论》第7条有"病有发热恶寒者，发于阳也；无热恶寒者，发于阴也"的记载，以有热、无热辨外感病属阴属阳。有热者，发于表属阳，且多伴有恶寒；无热者，发于里属阴。所以中医强调"有一分恶寒，就有一分表证"。也就是说，治疗外感发热，要用解表散寒的方法，使外邪得以透泄，随发汗而解，即《黄帝内经》所谓"其皮者，汗而发之"的汗法。少阳病属半表半里证，其发热特点一是寒热往来，二是身有微热。用小柴胡汤，既可散在表之风邪，又可清在里之热邪，表里双解，故对于外感发热临床应用也较多。若发热较高者，配伍青蒿清热于里，透邪于表，退热甚捷。

【案例1】李某，女，26岁。2011年11月11日初诊。诉3天前因饮食不洁而患急性胃肠炎，经当地医院门诊给予输液、口服西药（药名不详）治疗，腹泻缓解，大便已转正常。但觉发热，恶寒，周身不适，咽干口苦，胃脘胀闷。诊见舌淡红，苔黄腻，脉弦细。体温37.5℃。西医诊断为胃肠型感冒。中医辨证属伤寒少阳证。治以和解少阳法，方宗小柴胡汤加减。处方：柴胡10g，黄芩10g，法半夏9g，茯苓15g，葛根15g，党参15g，枳壳6g，桔梗6g，大枣10g，炙甘草5g。予药4剂，每日1剂，水煎分2次服。

2011年11月15日二诊。服药后无口苦，仍有发热恶寒，头部热较明显，下身凉，上身热，口干不欲饮，二便调。舌淡红，苔黄白相兼，脉细弦略数。效不更方，守方继进4剂。

2011年11月18日三诊。服药后体温曾降至正常，但11月17日下午及夜间发热复作，口不渴，二便自调。舌淡红，苔薄白微黄，脉细缓。测体温37.5℃。守方加入青蒿15g、地骨皮10g。改用中药配方颗粒，予药7剂，每日1剂，分2次用开水冲服。服药后测体温36.8℃，随访1个月不再发热。

按语：伤寒中风，邪入半表半里，故有发热恶寒之表证，也有外邪直入阳明，犯及胃肠而作泄泻，此为邪热下利证。虽经治疗，泄泻已止，但表证未解，故仍有反复发热不适、口苦咽干、胃脘胀闷、苔黄脉弦等证候，经用小柴胡汤加味治疗，症状明显减轻，但仍有低热，头部发热为主，午后及夜间明显，于是再加入青蒿、地骨皮2味药以清透表里之邪热，则热退病除，此为少阳阳明合病之范例。

【案例2】周某，女，68岁。因类风湿性关节炎反复发作8年余、加重1周而于2015年6月22日入院。症见两手指掌关节肿大变形，两膝关节肿大，疼痛，小腿肌肉萎缩，动作迟缓，舌淡红稍暗，苔白，脉弦细。检查类风湿因子阳性。入院后按类风湿性关节炎处理，给予抗炎、止痛及激素治疗，病情稳定。第四天出现发热，予布洛芬等退热药，汗出后热退，但停药后发热复作，遂邀余会诊。诊见患者仍有发热（体温39℃），汗出，伴见指掌关节、膝关节肿痛，口苦口干，不思饮食，小便黄。舌稍红，苔白，脉弦细数。参合脉证，断为少阳病，为邪入半表半里、经气不舒之候。治宜和解少阳，清利枢机，宗《伤寒论》小柴胡汤加减化裁。处方：柴胡20g，黄芩10g，枳壳10g，青蒿15g，桔梗10g，党参15g，法半夏9g，葛根30g，大枣10g，甘草5g。予药3剂，每日1剂，水煎取200mL。服药后当晚体温始降，第三天体温降至正常，口苦口干消失，关节疼痛明显减轻，舌淡红，苔薄白，脉缓。随访月余，除关节尚感轻微疼痛外，无再发热。

按语：患者久患痹证，寒湿阻滞肌肉关节，故而四肢关节肿大疼痛；寒湿久郁化热，伤及气血，致血亏气弱，外邪乘虚侵入，病及少阳。如《伤寒论·辨少阳病脉证并治》所云："血亏气尽，腠理开，邪气因入，与正气相搏，结于胁下。"邪居半表半里，正邪交争，邪偏在里，则但见发热而不恶寒；少阳主枢，枢机不利，胆火上炎，灼伤津液，故见口苦口干；胆热犯胃，胃气失和，则不思饮食；小便黄赤、舌红、脉弦细而数，正为里热较甚之征象。少阳病之治，当以和解为宜，故宗小柴胡汤化裁治疗。方中柴胡轻清，以散郁透表，为主药；黄芩、青蒿苦寒，以清泄里热，配柴胡以清透半表半里之邪，为臣药；半夏和胃降逆，党参、大枣、甘草益气和中，扶正祛邪，桔梗、葛根、枳壳升降相因，以利少阳枢机，同为佐药；甘草调和诸药，为使药。诸般配伍，共建和解少阳、清利枢机之功。使少阳枢机通利，邪热得以清泄透达，则发热诸症自可消息。

二十四、乳娥

乳娥亦称喉娥，即咽喉部两侧扁桃体肿大之病证。多为风热邪毒入侵，痹结于两侧喉核（咽峡）处，使脉络瘀阻，肌膜受灼，喉核红肿热痛而发风热乳娥病。若失于调治，日久伤及肺肾，由实转虚，虚火内灼，可转成慢性乳娥。所以，乳娥皆由火所为，且有实火与虚火之不同。实火为风热犯肺所致，治疗当疏风清热，利咽消肿；虚火有阴虚火旺、阳虚浮火之分，治疗当滋阴降火或温阳降火，消肿散结。总的治则应以清热利咽、消肿散结为务。

【案例】谢某，男，16岁。因发热、头痛2天，伴抽搐1小时而于1975年1月2日急诊入院。症见头痛，周身酸痛不适，发热汗出不畅，伴有四肢短时抽搐，昏睡不醒，面色红赤，大便干结，小便黄。诊见舌红，苔薄黄，脉浮滑而数。体查示体温40℃，眼球结膜充血，咽部充血，扁桃体Ⅲ度肿大，但无脓点。西医诊断为慢性扁桃体炎急性发作。中医辨病诊为乳娥，辨证属风热犯表、邪毒内盛之候。治宜散风清热，解毒利咽。方用银翘散化裁。处方：银花30g，连翘15g，牛蒡子15g，芦根30g，桑叶10g，菊花15g，桔梗10g，荆芥10g，薄荷6g（后下），蝉蜕10g，甘草5g。水煎服，当晚连服2剂，配合输液，酒精搽浴物理降温。

次日凌晨体温降至36℃，头痛身痛诸症明显减轻，精神慧爽，二便通畅。续守原方出入：银花30g，连翘15g，牛蒡子15g，黄柏10g，桔梗10g，浙贝母15g，荆芥10g，射干6g，板蓝根10g，甘草5g。每日1剂，水煎服。服3剂药后，诸症消失，乳娥稍缩小，扁桃体Ⅱ度肿大，住院5天而出院，嘱门诊继续治疗。

按语：患者起病较急，突然发热，头痛，汗出不畅，伴有四肢抽搐，眼睛、咽部充血，咽部两侧扁桃体肿大，诊为风热乳娥、热毒炽盛之证，为感受风热，邪毒入咽，壅滞喉核所致。热毒内侵，肺卫失宣，则发热头痛、周身酸痛；风热上攻，则咽痛目赤；热结于下，则便结溲黄；热盛动风，则四肢抽搐；舌红苔黄、脉浮滑数正为热毒内盛之征。参合脉证，断为风热乳娥。方用银翘散化裁。以银花、连翘、板蓝根、芦根、黄柏、荆芥清热散风，解毒散结；浙贝母、牛蒡子、射干、桔梗、甘草清利咽喉以散结；桑叶、菊花、薄荷清利头目；蝉蜕散热止痉；甘草兼调和诸药。诸药配伍，共奏散风清热、解毒利咽、兼以止痉之功，使风热散、热毒清，则乳娥自消。

二十五、上胞下垂

上胞下垂指上眼睑（眼胞）不能自行提起，掩盖部分或全部瞳孔（瞳神）而影响视物的一种病证，属于西医学中重症肌无力的眼肌型病。其病多为脾胃虚弱，健运失司，无以运化水谷精微，胞络失养，日久中气下陷，不能提携眼胞肌肉，以致上胞垂缓无力而成。属于中医痿证范畴。对于痿证的治疗，《素问·痿论》有"治痿者独取阳明"之说，即痿证从阳明论治。国医大师邓铁涛教授常用补中益气汤加减治疗重症肌无力，经临床与实验证实，效果显著。笔者遵从导师临床经验，采用补气健脾、升阳举陷的治疗原则遣方用药，屡试屡效。

【案例】梁某，男，30岁。1994年3月2日初诊。右眼睑下垂反复约20年，初起伴有眼睑浮肿，未服药而自行消退，且有复视、畏光。曾到某医院眼科求治，拟诊"重症肌无力（眼肌型）"，服鱼肝油丸、氯化钾、吡啶斯的明等西药后症状有所减轻。但仍有右眼睑下垂、复视、畏光，需戴墨镜保护眼睛，且觉神疲乏力，饮食、二便均正常。因治疗效果不明显，而自行到中医门诊求治。诊见舌稍红，苔薄白少津，脉弦滑。血生化检查示血清钠、钾、氯、钙均属正常范围。参合脉证，辨病诊为痿证眼胞下垂，辨证属中气下陷。治宜补气健脾，升阳举陷，宗补中益气汤化裁。处方：黄芪30 g，党参15 g，白术10 g，茯苓15 g，当归10 g，陈皮6 g，升麻5 g，柴胡5 g，石斛12 g，葛根15 g，大枣6 g，炙甘草6 g。予药14剂，每日1剂，水煎服。配合服用杞菊地黄丸，每次1丸，每日2次，温开水送服。

1994年3月19日二诊。晨起睁眼稍有力，眼裂增大，但仍有复视、畏光，舌稍红，苔少，脉弦缓滑。效不更方，守方加白芍15 g。继进20剂，配合服用鱼肝油丸、杞菊地黄丸。

1994年4月9日三诊。眼睑下垂逐渐好转，眼裂增宽，时有畏光、流泪，偶有复视，舌稍红，苔薄白，脉弦缓滑。守方加防风6 g，继进14剂。

1994年4月23日四诊。眼睑下垂明显好转，畏光、流泪现象消失，不需戴墨镜，舌淡红，苔薄白，脉弦缓。守方调治月余，眼睑下垂已痊愈，眼裂恢复正常，随访一段时间未见复发。

按语：上胞下垂，即上眼睑下垂。晋代巢元方《诸病源候论》称之为睢目，又名侵风、目睑垂缓。眼科五轮中胞睑属肉轮，为脾所主。患者自幼右胞睑下垂，初起伴有眼睑浮肿，多为风邪入侵，伤及脾胃而致。脾主肌肉，而肌肉之精为约束，脾虚中气不足，脾阳不升，则睑肌约束无力，故病上胞下垂。脾主四肢，脾气散精以养四肢百骸，脾虚气陷，故觉神疲乏力。由脾累及于肝肾，肝藏血，开窍于目，在液为泪；肾藏精，以充养五脏，五脏之精皆上注于目，肝肾精血亏虚，目失所养则畏光流泪。舌红少津，脉弦滑，为肝肾阴亏、虚热内生之象。此病与脾胃肝肾有关，尤以脾胃为要，故有"治痿者独取阳明"之说。治疗以调补脾胃为主，兼以滋肾养肝，宗东垣补中益气汤化裁。方中黄芪、党参、白术、茯苓、大枣益气补中、健脾和胃；黄芪配当归，补气生血；升麻、柴胡配黄芪升阳举陷；葛根、石斛养胃生津以升阳明之气而治肌肉下垂；甘草调和诸药。诸般配伍，具有益气补中、健脾养胃、升阳举陷之功。配合杞菊地黄丸、鱼肝油丸以滋养肝肾，脾胃肝肾兼治。如是，脾胃健，中气足，能化生精微以充养肝肾，气血津液运行自如，则上胞下垂诸症自可恢复。

二十六、坏疽

坏疽是创口或伤口感染，局部组织坏死，继发腐败菌感染和其他因素影响而呈黑色、暗绿色等特殊形态改变的一种常见外科疾病，属于中医"疽"病范畴。中医认为，本病多为感受温热、湿热之邪，邪毒外侵，壅滞皮肤肌肉，以使气血瘀阻不行所致。临床上以局部皮肤、肌肉肿胀疼痛，皮色发黑为特征。此病起病较急，来势凶险，如不及时处理，局部组织化脓、溃烂，进而坏死，会导致肢体功能丧失。若热毒攻心，瘀阻胞络，会引起心阴亏损,心阳虚衰,阴竭阳脱而危及生命。治疗应以清热解毒、凉血散瘀、活血消肿为原则。

【案例】莫某,男,65岁。2008年5月16日初诊。诉右手腕掌指肿胀疼痛、不能活动已2周,曾到外科门诊求治,诊为手感染性指掌肢端坏死,嘱患者及家人要行手术截肢治疗,患者本人不同意,而转寻中医。既往因患有慢性肾炎、肾功能衰竭而曾行血液透析治疗,每周3次。诊见右手掌指肿胀,灼热疼痛,局部肤色紫红、部分紫黑,不能活动,舌暗红,苔黄厚,脉细滑数。辨病属坏疽、热壅血瘀之候。治宜清热解毒,凉血化瘀,予五味消毒饮合四妙勇安汤化裁。处方:银花30 g,玄参30 g,丹皮15 g,蒲公英15 g,紫花地丁15 g,野菊花15 g,天葵子15 g,当归10 g,桑枝20 g,赤芍15 g,生甘草5 g。予药7剂,每日1剂,水煎取药300 mL,分3次服。

2008年5月23日二诊。右手腕掌指肿胀、热痛明显减轻,手掌可以活动,大便已通畅,小便黄。诊见掌指局部肤色紫暗,舌稍红,苔黄白相兼,脉细滑数。方药对症,效不更方,守方继进7剂,煎服法同前。

2008年5月30日三诊。右手腕掌指肿胀、热痛基本消失,手掌可以抓物但不能紧握,二便正常。局部皮肤颜色紫暗变淡,舌淡,苔白微黄,脉细略数。守方加入生黄芪30 g、生地30 g。继予14剂煎服。

2008年6月6日四诊。右手腕掌指无肿痛,手掌活动自如,可以抓提普通物体,局部皮肤仍有少许紫黑色斑块沉着,舌淡红,苔白,脉细缓。改以健脾益肾方药善候。

按语:患者久患肾病,靠血透治疗以维持,本已精血亏耗,加之热毒入侵,壅滞脉道,热壅血瘀,气失流畅,瘀血内阻而发为坏疽。热毒炽盛、气血瘀滞不通为其病机关键。治疗急当清解热毒,凉血化瘀。方中重用银花以清热解毒;配用蒲公英、紫花地丁、野菊花、天葵子以增清热解毒之力;当归、玄参养血滋阴;丹皮、赤芍凉血通瘀;桑枝清热活络,通利关节;甘草调和诸药。诸般配伍,功能清热解毒,化瘀通络。后入黄芪升阳举陷,助银花以扶正托毒,入生地滋阴凉血,助当归、玄参以养血滋阴。方证合拍,故能救急于危难之中,使病人免受截肢之苦,收到显著的治疗效果。

二十七、痒疹

痒疹，亦称"风瘙痒"，是一种以皮肤瘙痒为主要症状的病证。初起多无原发性皮肤损害而仅有皮肤瘙痒，反复抓后可引起继发性皮疹，如抓痕、血痂、皮屑、粗糙、增厚等。临床可分为全身性瘙痒和局限性瘙痒，全身性瘙痒如老年皮肤瘙痒症、秋季瘙痒症、夏季瘙痒症等，局限性瘙痒如头皮瘙痒症、肛门瘙痒症、外阴瘙痒症等。其病因多为血虚生风、湿热化燥、阴虚内热、脾虚风淫等。治疗当以祛风止痒为主，并针对病因，审因论治，或养血祛风，或养阴润燥，或清利湿热，或健脾和胃。

【案例1】莫某，男，53岁。2010年12月25日初诊。诉患皮肤瘙痒症已30多年，每年冬日易作，夏日稍轻，经年不愈，曾服过扑尔敏、息斯敏等抗过敏西药及养血祛风类中药，瘙痒可缓解，但易复发。近月来发作较频繁，白昼皮肤有瘙痒感，搔之局部有红色丘疹出现，伴有夜寐欠安，二便正常。诊见舌淡红，苔白润，脉缓少力。辨证属气虚湿滞、表卫不固。治宜益气固表，祛风除湿。方用玉屏风散加味，处方：黄芪15 g，白术10 g，大枣10 g，苦参12 g，土茯苓15 g，荆芥10 g，防风10 g，蝉蜕6 g，甘草5 g。每日1剂，水煎分3次服，连服7天。

2010年12月31日二诊。诉皮肤瘙痒现象明显减轻，夜能入寐。效不更方，守方继进7剂。

2011年1月7日三诊。服药后皮肤瘙痒症状消失，饮食、睡眠均正常。嘱慎食鱼、蛋及海鲜等生腥食物，随访6个月未见复发。

按语：患者长期患皮肤瘙痒症，搔之局部起红疹，此乃表虚卫气不固，风邪乘之所致。诚如《圣济总录·风瘙痒》所云："风瘙痒者，表虚卫气不固，风邪乘之，血脉留滞，中外鼓作，变而生热，热则瘙痒。"中医断为风瘙痒病，证属表虚不固、湿滞风淫之候。其病气虚为本，湿热风邪为标，治当标本兼顾，宜益气固表、祛风除湿，佐以清热之法，方宗《丹溪心法》玉屏风散加味。方中黄芪补肺脾之气以固卫表，配以白术、大枣健脾燥湿，苦参、土茯苓除湿清热，荆芥、防风、蝉蜕祛风止痒，甘草调和诸药。合而为用，共奏益气固表、祛风除湿、兼以清热之功。药证合拍，故服药10余剂而获痊愈。

【案例2】李某，女，58岁。2010年9月10日初诊。诉近2年来，沐浴后易觉皮肤瘙痒，用手抓后可起针头大小红色丘疹，伴有外阴部痒甚。既往有高血压史，常服倍他洛克治疗。诊见舌稍暗红，苔腻微黄，脉沉细无力。西医诊为皮肤瘙痒症。中医辨证属痒疹，乃肝经湿热之候。用清热利湿法，方宗龙胆泻肝汤加味。处方：龙胆草10g，黄芩10g，通草5g，山栀子10g，柴胡10g，车前子15g，生地30g，泽泻10g，苦参12g，甘草5g。每日1剂，水煎服，连服7天。配用皮肤瘙痒外洗方：千里光30g，百部20g，薄荷15g，地肤子30g，枯矾20g，黄柏15g，苦参30g。每日1剂，水煎外洗患处，每日2次，连用7天。

2010年9月17日二诊。诉服上药及用外洗方后皮肤瘙痒明显减轻，外阴部瘙痒仍较明显。舌淡稍暗，苔白微腻。守方加当归、土茯苓，继进7剂。外洗方不变，每日1剂，水煎外洗患处，每日2次。

2010年10月15日三诊。诉用药后感觉皮肤瘙痒已很轻，外阴部夜晚仍时有瘙痒，但较前有明显减轻。舌淡暗，苔白腻，脉细缓。效不更方，守方继进7剂。外洗方不变，每日1剂，水煎外洗患处，每日1次。

2010年11月9日四诊。诉皮肤瘙痒基本消失，外阴部瘙痒已明显减轻。舌淡红，边有齿痕，苔白腻，脉沉细弱。考虑久病气血已亏，改治以养血祛风之法，用四物汤加味，以巩固疗效。处方：川芎6g，白芍15g，荆芥10g，防风10g，生地15g，土茯苓15g，当归10g，甘草5g。每日1剂，水煎服。外洗方用法用量不变。调治月余，外阴瘙痒感已除。随访6个月未复发。

按语：患者痒疹反复，尤以外阴部为甚，伴见舌暗红，苔腻微黄，脉沉细无力，乃湿热内生，伤及阴血之征，断为肝经湿热痒症无疑，诚如《医宗金鉴·删补名医方论》所云："筋萎阴湿，热痒阴肿，白浊搜血，乃肝经之为病也。"故治以清泻肝经湿热之法，宗龙胆泻肝汤加减。龙胆草大苦大寒，泻肝胆之火，利肝经湿热；黄芩、山栀子苦寒泻火，燥湿清热；通草、车前子、泽泻渗湿泄热，导湿热从水道而去；苦参清热燥湿，祛风止痒；当归、生地养血滋阴，使邪去而阴血不伤；柴胡引药入肝经；甘草调和诸药，护胃安中。诸药配伍，有清利湿热、祛风止痒之功效。使肝经湿去热清，肺卫清宁，皮肤瘙痒自可消除。另外，外洗方中千里光清热解毒；苦参清热燥湿，祛风止痒，《本草汇言》谓本品"祛风泻火，燥湿杀虫之药也"；地肤子清热利湿，祛风止痒；百部杀虫止痒，对多种球菌、杆菌、皮肤真菌有抑制作用；枯矾解毒杀虫，收涩止痒，现代药理研究表明其对多种细菌有抑制作用；黄柏清热燥湿，泻火解毒，有较强的杀菌抗菌作用；薄荷散风止痒，《本草纲目》谓："薄荷，辛能发散，凉能清利，专于消风散热。故疥疮为要药。"配合内服药应用，内外合治，故能收到显著的治疗效果。

【案例3】刘某，男，67岁。2012年2月28日初诊。诉胃脘灼热疼痛反复发作近1个月，伴有餐后嗳气，无泛酸，全身皮肤瘙痒，入夜尤甚，影响睡眠，但纳食正常，二便自调。平素有慢性胃炎史。诊见舌稍红，苔黄，脉滑数，沉取少力。辨证属脾虚胃热、本虚标实之胃痛。治宜以益气健脾为主，佐以清热和胃。自拟胃痛灵方治疗，处方：党参15g，白术10g，茯苓15g，砂仁5g，陈皮5g，佛手10g，白芍15g，煅瓦楞子15g，法半夏9g，蒲公英15g，石斛10g，甘草5g（配方颗粒）。每日1剂分成2包，每次1包，每日2次，开水冲服，连服6天。

2012年3月6日二诊。诉服药后胃脘灼热感稍有缓解，仅晨起较为明显，但皮肤瘙痒明显减轻，二便自调。舌稍红，苔黄厚，脉弦滑。守上方加荆芥10g、防风10g、蝉蜕6g。连进7剂。

2012年3月13日三诊。诉胃脘隐隐作痛，每次约10分钟自止，无灼热感，伴嗳气呃逆，但皮肤瘙痒消失，小便带泡沫。舌稍红，苔白黄相兼，脉弦滑。药证合拍，守原方去荆芥、防风、蝉蜕、石斛，继进7剂。

2012年3月23日四诊。诉胃痛明显减轻，疼痛时间缩短，伴有嗳气，二便正常。舌稍红，苔黄，脉缓滑带弦。继进7剂巩固疗效。随访2个月，饮食不慎偶有轻微胃痛，但不用服药自止。

按语：胃脘灼热疼痛，一则为胃中积热，一则为阴虚热灼，其辨证重在舌脉，舌红苔黄，脉弦数或滑数，多为胃中积热，灼伤胃络；舌红苔少，脉弦细或细数，则为阴虚生热，虚热烁津。患者舌红，苔黄，脉滑数，显系中宫胃热无疑。病位在胃，累及于脾，脾胃升降失调，气机失和，不通则痛，故而胃痛作矣。因胃为卫之本，"胃气通于卫"，胃热内扰，卫表失和，风邪乘虚入侵，风淫之处，必作痒疹，故见全身皮肤瘙痒，入夜尤甚。治宜健脾理气，和胃祛风。方中党参、白术、茯苓益气健脾，砂仁、陈皮、佛手、白芍、煅瓦楞子、法半夏理气和胃，佐以石斛、蒲公英清胃生津，荆芥、防风、蝉蜕祛风止痒，甘草调和诸药。诸般配伍，能使脾胃调和，气机调畅，胃卫兼治，风邪自消而胃痛自止。

二十八、风疹

风疹，也称"风疹块"，即西医的荨麻疹，是一种瘙痒性皮肤病。临床上主要以突发性局部或全身皮肤起大小不等的片状、团状红色皮疹，伴皮肤瘙痒不已为特点，部分患者也起颗粒状红色皮疹，亦称丘疹性荨麻疹。因皮疹时隐时现，遇风易作，故亦称之为"瘾疹"。此病与过敏体质有关，进食高蛋白食物如海味、鱼类、蛋类、牛羊肉后容易发作。中医认为其病因与营卫失和、风邪侵扰、气血亏虚等有关。笔者认为正气内虚、脏气失调是本，且尤以脾胃失调为主；卫表不固、风邪浸淫是标。其治疗原则以祛风止痒为主，属血虚者，当滋阴养血，四物汤主之；属表虚者，当益气固表，玉屏风散主之；属脾虚者，当健脾和胃，五味异功散主之。正邪兼顾，标本同治，方能提高风疹的治疗效果。

【案例1】蒙某，女，25岁。2009年8月8日初诊。诉两手臂起红色丘疹1月余，加重2天。于1个月前，无明显诱因而突发两手臂皮疹，呈红色片状，高起于皮肤，瘙痒不已，发无定处，伴夜寐欠安，多梦易醒，汗出，纳可，大小便正常。诊见舌尖红，苔薄白，脉细数。西医诊为荨麻疹。中医辨证属风疹，乃阴血不足、血虚风淫之候。治以养血祛风之法，给予四物汤（生地易熟地）加味。处方：生地30 g，白芍15 g，赤芍15 g，当归10 g，川芎5 g，荆芥10 g，防风10 g，白蒺藜12 g，蝉衣6 g。予药7剂，水煎服，每日1剂。并嘱戒辛辣、生腥之品。

2009年8月15日二诊。服药后荨麻疹基本消退，无新起皮疹，但夜寐欠安，难以入睡，且伴噩梦易醒。诊见舌红，苔薄黄，脉细数。此乃阴虚血少、虚火内扰之故。改以滋阴清热、养心安神之法，方用天王补心丹汤剂，予药7剂，每日1剂，水煎服。

2009年8月22日三诊。诉服药后夜寐明显改善，但适逢月经刚至3日，量少，无血块，皮疹复发，两手臂瘙痒尤甚。舌尖红，苔白，脉细缓。继以生四物汤加防风、蝉衣、黄芪、侧柏叶，每日1剂，水煎服。另予知柏地黄丸与天王补心丹交替服用，以增清热凉血、养血祛风、滋补心阴之功。

2009年8月27日四诊。两手臂皮疹基本消失，无新起皮疹，夜寐转佳。舌淡红，苔薄微黄，脉细数。效不更方，继进7剂，每日1剂，水煎服，以巩固疗效。

按语：此例荨麻疹乃"阴虚内热，血燥生风"而致，正如《黄帝内经·风论》所云："风气藏于皮肤之间，内不得通，外不得泄。"因血虚阴亏，邪气乘虚侵入肌肤皮腠，使经脉受阻，不得透达，故见皮肤起疹，奇痒无比。而风性善行而数变，故见风疹发无定处。阴血亏虚，心神失养，而见夜寐欠安，多梦易醒。舌尖红，脉细数，为阴虚内热之征象。古人有"治风先治血，血行风自灭"之说，故治法以养血活血、祛风止痒为要。方中以当归、川芎、白芍、生地养血凉血活血；荆芥、防风、白蒺藜、蝉衣祛风散邪，止痒消疹。诸般配伍，共奏养血活血、消疹止痒之功。另据《黄帝内经》病机十九条中记载："诸病疮痒，皆属于心。"故配合天王补心丹与知柏地黄丸，滋阴清热，宁心安神而收其功。

【案例2】潘某，女，46岁。2009年8月11日初诊。诉近年来常感肩部怕冷恶风，近2天怕冷加重，伴周身关节酸痛，易出汗，两手臂皮肤散在红色片状丘疹，瘙痒不已，入夜尤甚，纳可，二便自调。舌暗红，苔薄白，脉沉细。近2～3个月来，每次月经量少，经期先后不定。西医诊为荨麻疹。中医辨病诊为风疹，证属冲任失调、风淫肌肤，治宜以调养冲任为主，佐以祛风清热，方宗二仙汤加减。处方：巴戟天10g，淫羊藿10g，仙茅10g，茯苓10g，防风10g，桑枝15g，当归10g，白芍15g，知母10g，炙甘草6g。予药7剂，每日1剂，水煎服。

2009年8月18日二诊。关节酸痛已除，无汗出，肩部怕冷恶风与手臂皮疹瘙痒现象明显减轻，纳、寐可，二便调。效不更方，继进7剂以巩固疗效。

按语：患者体虚自汗，卫外不固，风淫肌腠经脉，故作风疹，诚如《诸病源候论》所云："人皮肤虚，为风邪所折，则起瘾疹。"盖因年近七七，冲任失调，肝肾亏虚，血海不足，营卫失和，故常汗出恶风；卫虚不固，风邪入侵，壅遏经脉肌腠，故而周身关节酸痛，手臂皮肤起疹，瘙痒不已。二仙汤方中巴戟天、淫羊藿、仙茅温肾壮阳，以驱风寒；当归、白芍滋阴养血，以调冲任；知母滋肾阴、清肾火以制巴戟天、淫羊藿、仙茅之烈性；桑枝、防风祛风除湿，以利关节；甘草调和诸药。诸药合用，共建调和冲任、温阳益阴、祛风止痒之功，故能达到治疗目的。

【案例3】陈某，女，46岁。2013年2月5日初诊。诉腹部散在红色片状丘疹，瘙痒夜甚，已2个多月，二便自调。诊见舌红，苔白，脉细缓。个人属过敏体质。西医诊断为荨麻疹。中医辨证诊为风疹，乃风淫肌表之候。胃为卫之本，故治从脾胃，治以健脾和胃、祛风除湿之法，方用五味异功散化裁。处方：党参15g，白术10g，茯苓15g，陈皮10g，荆芥10g，防风10g，大枣10g，蝉蜕5g，甘草5g。予药7剂，每日1剂，水煎分2次服。配合用复方银花洗液：银花15g，黄连6g，菊花15g，黄柏15g，苦参15g，白癣皮15g，蝉蜕5g。予药5剂，每日1剂，水煎分2次，外洗患处。

2013年2月17日二诊。服药后腹部皮疹渐少，不觉瘙痒，二便自调。舌尖红，苔白，脉细缓。药证合拍，效不更方，守原方加蒲公英15g、黄芩 10 g。予药 7 剂，每日 1 剂，水煎分 2 次服。继用复方银花洗液 4 剂，每日 1 剂，分 2 次外洗患处。随访 6 个月未见再发。

按语：患者素有过敏史，现皮肤起红色片状丘疹，瘙痒不已，辨病属风疹，辨证为脾虚风淫。盖因"胃气通于卫"，胃气虚则表卫不固，风淫于肌肤，卫气壅滞，胃气和降，故作胃痛身痒，风团自起，发无定处。治宜健脾益气，和胃祛风。方中党参益气健脾，白术、茯苓健脾祛湿，陈皮理气和胃，荆芥、防风、蝉蜕祛风止痒，大枣、甘草调和营卫。诸药配伍，功能健脾益气，和胃消风。配用复方银花洗液，方以菊花清泄肝热，黄连、黄檗、苦参清热燥湿，银花、白癣皮、蝉蜕清热解毒，祛风止痒。内外合治，正邪兼顾，故而收效甚捷。

二十九、湿疮

湿疮，亦称浸淫疮，即西医湿疹，是一种以丘疹、水泡、糜烂、渗液、剧烈瘙痒为主要症状的皮肤病。其皮疹特点是形状多样，呈对称分布，可遍及全身各个部位。初起皮肤潮红肿胀，以丘疹、水泡为主，伴有糜烂、渗液；继则脱屑、结痂、色素加深、皮肤增厚粗糙、苔癣样变。中医认为该病多与脾胃有关，为素体脾虚，或饮食不节，伤及脾胃，健运失司，湿聚化热，加之外感风毒，湿热与风毒相搏，浸淫肌肤而成。故以清利湿热、凉血解毒、祛风止痒为主要治疗原则。

【案例1】蒙某，男，62 岁。2011 年 6 月 7 日初诊。诉双手对称性皮疹反复已 6 年。6 年前无明显诱因而发现双手掌指间出现小疱疹，疹破出水，瘙痒，自购药物（名不详）外搽患处，未效。渐见双手皮肤脱屑，双上肢手臂及躯干瘙痒，抓后出疹，色红，纳可，时有口干口臭。曾到医院治疗，诊为湿疹，经西药治疗（药名不详）稍有好转，但易复发。既往有磺胺类药过敏史。检查示两手掌纹理粗、脱屑，色红，双上肢及躯干部位散在红色丘疹，舌淡，苔白厚，脉滑数。西医诊断为慢性湿疹。给予复方甘草酸苷胶囊、氟依巴斯汀片内服，配合青鹏膏剂、糖酸莫米松软膏外用，效果不显，症状时有反复。现症见两手掌皮肤潮红、脱屑，指间有少许水泡样丘疹，瘙痒不已，大便溏烂，日行2次，舌稍红，苔白厚微黄且干，脉弦滑。中医辨证属湿疮，乃表卫不固、湿热浸淫之候。治宜清热化湿，益气固表，姑拟加味二妙散合玉屏风散化裁。处方：苍术10g，黄柏10g，牛膝10g，薏苡仁15g，黄芪30g，防风10g，白术10g，荆芥10g，甘草5g（配方颗粒）。每日1剂，分2次开水冲服，连用7剂。另用湿疮外洗方：千里光30g，黄柏15g，明矾30g，苦参30g，地肤子30g，百部30g，薄荷15g。每日1剂，水煎洗患处，每日2次。

2011年6月14日二诊。经用上药治疗，皮肤潮红、脱屑及瘙痒等证明显减轻，指间丘疹已消，惟大便仍溏烂，日行2次。诊见舌淡红边有齿痕，苔黄腻，脉细滑。改拟益气固表为主，兼清化湿热，方用玉屏风散加味。处方：黄芪30g，防风10g，白术10g，荆芥10g，苦参12g，土茯苓15g，蝉蜕6g，大枣10g，甘草5g（配方颗粒）。每日1剂，分2次开水冲服，连用7剂。另配用皮肤瘙痒外洗方7剂，水煎洗患处。

2011年6月21日三诊。诉两手掌皮肤瘙痒等症状基本消失，但觉晨起口苦，大便已正常。多见舌稍红，苔腻微黄，脉象沉缓滑。守上方继进7剂，不另用外洗方。

2011年7月12日四诊。服上药后，皮肤潮红、脱屑及瘙痒等症状无复发，已无口苦，二便自调。诊见舌淡红，苔白略厚，脉缓稍弦。

按语：患者掌指间皮疹呈水泡样，皮破后出水，伴皮肤瘙痒，脱屑，中医辨病诊为湿疮。盖因年高体虚，表卫不固，湿热浸淫而作。湿热郁蒸肌表，则两手掌间皮肤起红色水泡样皮损，抓破后出水；口干口臭、舌红苔黄、脉弦滑乃湿热内蕴之征。治宜标本兼顾，姑用清热燥湿、益气固表之法。方以黄芪、白术、大枣益气健脾，苍术、黄柏、苦参、土茯苓、薏苡仁、牛膝清热燥湿，荆芥、防风、蝉蜕祛风除湿，甘草调和诸药。配合千里光、黄檗、明矾、苦参、地肤子、薄荷、百部水煎外洗，以清热燥湿、透疹止痒，内外合治，既能清热燥湿，又可祛风止痒，故能达到治疗湿疮之目的。

【案例2】骆某，男，66岁。2015年5月11日初诊。诉两上臂起红色点状皮疹已月余，皮疹呈对称性，局部皮肤瘙痒，入夜尤甚，难以入睡，大便溏黏不爽，小便正常。舌淡红，苔白，脉缓。既往有慢性非萎缩性胃炎病史。西医诊断为湿疹。中医参合脉证，辨病属湿疮，辨证为脾虚风淫之候。治宜用益气健脾、祛风除湿之法，方用五味异功散加味。处方：党参15 g，白术10 g，茯苓15 g，陈皮6 g，荆芥10 g，防风10 g，蝉蜕6 g，苦参15 g，大枣10 g，炙甘草5 g。予药7剂，每日1剂，水煎取200 mL，分2次服。嘱忌食辛辣、鱼、蛋、海鲜等生腥之品。

2015年5月20日二诊。皮疹明显消退，颜色变淡，轻微皮肤瘙痒，大便转成形，唯觉晨起口苦口干。诊见舌淡红，苔白微黄，脉细弦。守方加白芍15 g、徐长卿15 g，继进7剂，每日1剂，水煎分2次服。

2015年6月3日三诊。服药后皮疹基本消失，夜间偶尔皮肤轻微作痒，无口苦口干，二便正常。舌淡红，苔薄白，脉缓稍弦。效不更方，继进7剂，水煎服以巩固疗效。随访3个月无再复发。

按语：患者皮疹多发于上肢两手臂，且呈对称性红色点状丘疹，可断为湿疮。盖因患者年事已高，脾胃失和，卫外不固，风邪乘虚而入，淫于肌肤，而发湿疮，瘙痒不已，以至夜不成寐。脾虚失运，湿自内生，故而大便溏烂，苔白脉缓，为脾虚湿盛、脉道壅滞之象。治宜以健脾益气、理气和胃为主。方中党参、白术、陈皮、茯苓、炙甘草等5味药健脾理气，燥湿消滞；荆芥、防风、蝉蜕、苦参祛风除湿止痒；徐长卿行气活血，止痛止痒；大枣、甘草调和营卫。使脾胃强健，湿化热清，营卫调和，则肌肤自能安然无恙。

三十、蛇串疮

蛇串疮，亦称"缠腰火丹""蜘蛛疮""蛇缠腰"等，西医认为是一种感染带状疱疹病毒而引起的皮肤病，即病毒性带状疱疹。特点为初起皮肤出现红斑、丘疹，继之为多数成簇水泡，自觉灼热疼痛。水泡多发生于身体的一侧，沿外周神经部位呈条带状分布，一般不超过前后正中线。本病好发于腰胁部，其次为头面部，亦可发生于外阴、四肢，严重者可伴发热、头痛、倦怠、食欲不振等全身症状。中医认为本病主要是湿热火毒侵犯皮肤所致。初起多肝胆湿热，气滞血瘀，后期经络受阻，余毒不清。因此治疗初期当清泄肝火，解毒化瘀；后期当养阴活血，清热解毒。

【案例】林某，男，83岁。2019年7月3日初诊。诉因头晕头痛5天而入院。5天前右侧头颞部突发一簇红色水泡疹，面积约10 mm×4 mm，局部灼热疼痛剧烈，伴右侧面颊及眼睑红肿，同侧颈肩疼痛，神疲乏力，口苦口干，二便正常。既往有饮酒嗜好。查体示血压114/88 mmHg，右侧头颞部可见一簇带状水疱疹，未超过前后正中线，局部压痛明显，心肺检查无异常。舌红，苔黄腻，脉弦数。西医诊断为带状疱疹。中医辨病属蛇串疮，辨证为肝胆湿热之候。西药给予阿昔洛韦、地塞米松静脉滴注治疗。中药给予龙胆泻肝汤加减。处方：柴胡10 g，黄芩10 g，山栀子10 g，龙胆10 g，通草5 g，生地20 g，车前子15 g，泽泻10 g，当归9 g，防风10 g，蝉蜕9 g，甘草5 g。每日1剂，水煎服。配合穴位自血疗法。

给药6天后，眼睑红肿明显消退，头颞部疱疹有部分已结痂，头痛时轻时重，舌苔黄腻，脉弦数。守方去防风，加银花15 g、连翘12 g、板蓝根10 g。每日1剂，水煎服。连续给药15天，右侧头颞部疱疹、右眼睑红肿疼痛已消失，唯觉皮肤有轻微绷紧感，舌苔薄黄，脉数。随访3个月，未见疱疹复发。

按语：患者平素嗜好醇酒，酒性湿热，易戕伐胃气，致湿热内蕴。复因外感疱疹病毒之邪，湿热郁于肌表皮肤而病蛇串疮（带状疱疹）。湿热郁滞，熏蒸肝胆，郁火循经上攻，故见头晕头痛，右侧头颞部长一成簇状疱疹，局部灼热剧痛，引及面睑红肿、颈肩疼痛；湿热内困，脾气受损，故而神疲乏力；肝胆火旺，则口苦口干；舌红，苔黄腻，脉弦数，正为肝胆湿热之象。脉证合参分析，其病在肝，累及于脾，性属湿热内盛之证。治疗首当泄肝火、清湿热、祛病毒，次以调理脾胃而善其后。药用龙胆泻肝火而清湿热，为君药；黄芩、山栀子清热燥湿，辅龙胆以除湿热，为臣药；通草、车前子、泽泻导热从小便而出，防风、蝉蜕祛风除湿、止痉退疹，湿热内蕴，煎熬津液，易伤阴血，故以生地、当归滋阴养血，同为佐药；甘草甘缓济苦，以防苦寒太过，化燥伤阴，为使药。诸药配伍，功能清肝经湿热、除头部疱疹。配合西医抗病毒和糖皮质激素药以消除炎症，中西医结合，故而奏效甚捷，且无周围神经炎引起的疼痛麻木症状。

三十一、口疮

口疮，即口腔糜烂，指唇内和口腔黏膜出现灰白色小溃疡，周围红晕，局部灼痛。多为心脾积热上蒸，热邪灼伤口唇、口腔黏膜所致。《灵枢·脉度》说"脾气通于口，脾和则口能知五谷矣""心气通于舌，心和则舌能知五味矣"，《素问五脏生成》亦说"脾之合肉也，其荣唇也"。可见脾和心与口和舌关系极为密切。本病病因多与饮食偏嗜有关。如恣食辛辣炙煿、醇酒厚味，损伤脾胃，中焦脾胃积热，邪火上攻，心火亢盛而作。故治疗以清火为宜，临证分心火与胃火，心火上炎者，舌尖红，甚至起芒刺，舌辣痛或生疮；胃火亢盛者，胃中灼热，口臭心烦，舌红苔黄。

【案例1】黄某，男，22岁。2010年8月27日初诊。诉舌尖有一绿豆大小溃疡伴辣痛3天，偶有小腹隐痛，纳食尚可，大便成形，日行1次，小便淡黄。病前曾有慢性腹痛腹泻史。诊见舌尖红，苔薄白，脉弦细。辨证属口疮，乃脾虚气滞之候。治宜益气健脾，理气和胃，佐以清胃热，自拟胃痛灵方治疗。处方：党参15g，陈皮6g，白术10g，茯苓15g，白芍15g，砂仁6g，佛手10g，煅瓦楞子15g，法半夏9g，木香6g（后下），蒲公英12g，甘草6g。予药7剂，每日1剂，水煎分2次温服。配合口服西药枯草杆菌二联活菌肠溶胶囊，每次2粒（0.25g/粒），每日3次。

2010年9月7日二诊。诉服药后舌尖溃疡已愈，辣痛感已除，但仍时有左下腹隐痛。舌尖稍红，苔薄白，脉弦细。效不更方，守方以巩固疗效。

按语：患者久患泄泻，伤及脾胃，以致脾虚不运，湿滞蕴热，气机郁滞而发舌疮，其病性属本虚标实，脾虚为本，湿热为标，治以益气健脾，理气和胃，佐清胃热为法。方用党参、白术、茯苓益气健脾，佛手、木香、砂仁理气和胃，瓦楞子、白芍柔肝以制酸敛溃，蒲公英清热以消舌疮，甘草调和诸药。配而成方，功能益气健脾，理气和胃，清热消疮。药证相符，故能治愈舌疮。

【案例2】谢某，女，73岁。2010年10月8日初诊。患者诉反复口腔溃疡30多年，现又发现舌尖溃疡糜烂，舌与口唇周围有灼热麻辣感，口干欲饮，二便正常。平素嗜好辛辣。诊见舌暗红，苔少色黄，脉弦滑少力。西医诊断为顽固性口腔炎。中医辨证属口疮。治宜滋阴降火，引火归元，方以知柏地黄汤加减。处方：知母10 g，丹皮6 g，黄柏10 g，山茱萸10 g，山药10 g，泽泻10 g，茯苓15 g，熟地12 g，肉桂5 g，千层纸6 g。每日1剂，水煎分2次服，连服7剂。

2010年10月15日二诊。诉服上药后，舌尖溃疡明显缩小，口唇周围及舌体灼热麻辣感减轻，10月14日食辣椒后舌尖溃疡增加，伴见心慌心跳，偶有濒死感（此症状有20余年，每年发作2次），神疲乏力，夜难入寐，足心发热。诊见舌淡红，苔薄白，脉弦细。辨证为肾水不济、心火亢盛、心神受扰之候，方宗天王补心丹加减。处方：生地15 g，当归10 g，天冬10 g，麦冬10 g，党参15 g，玄参10 g，丹参10 g，茯苓15 g，花粉15 g，酸枣仁10 g，甘草5 g，生龙骨20 g，生牡蛎30 g。每日1剂，水煎服，连服10剂。

2010年10月26日三诊。诉服上药后夜能入寐，舌尖溃疡基本消失，但觉口干夜甚，喉中有黏痰难咳。诊见舌淡红，苔薄白，关脉弦尺脉弱。改守知柏地黄汤加减。处方：知母10 g，丹皮6 g，黄柏10 g，山茱萸10 g，山药15 g，泽泻10 g，茯苓15 g，熟地15 g，肉桂5 g，千层纸6 g，桔梗9 g，甘草5 g，珍珠母30 g，生牡蛎30 g。每日1剂，水煎服，连服14剂。

2010年11月9日四诊。诉服上药后舌尖溃疡已愈，但食辛辣之品后仍时有复发，易感咽喉不适，舌体无灼热麻辣感。舌淡红，苔薄黄少津，脉弦细，尺脉弱。守方去珍珠母、生牡蛎，生地易熟地。巩固治疗半个月，随访3个月，溃疡不再复发。

按语：口疮是口腔黏膜或舌体黏膜发生溃疡的一种口腔疾病。中医认为多由肾水不济、心火上炎，或脾虚不运、胃热内灼，伤及口舌络脉，肉腐血败而作。患者口疮反复多年，久病必虚，肾水不足，无以上济心火，而致口舌生疮，灼热麻辣，进食辛辣即作；阴虚火旺，炼液为痰，故见口干、喉中有黏痰；虚火内扰，心神不宁，则足心发热，夜不能眠。舌暗红，苔少色黄，脉弦滑少力，正为阴虚内热、兼痰兼瘀之象。方以知柏地黄汤滋阴降火；千层纸、桔梗、甘草清热利咽；肉桂温通血脉，引火归元，使肾水得滋，虚火得降，血脉畅通，口疮自可消息。配用天王补心丹以补气养阴，宁心安神，则更能助口疮愈合。如《素问·至真要大论》所云："诸痛痒疮，皆属于心。"

三十二、牙痛

手足阳明经络分别属于上齿龈和下齿龈，肾主骨，骨为齿之根。故叶天士认为"齿为肾之余，龈为胃之络，热不燥胃津，必耗肾液"。说明牙痛多与火有关。饮食偏嗜，恣食辛辣、油炸食品或醇酒厚味，戕伐胃气，易致胃中积热，既可灼伤胃津，导致牙龈红肿疼痛，又可下耗肾阴，致肾阴亏虚，虚火上炎。或不注意牙齿清洁卫生，齿缝残留食物郁积化热，壅滞牙龈，而致牙龈红肿。故牙龈肿痛之治，责之于胃与肾，当以滋肾阴、清胃热为治疗原则。

【案例】宋某，女，52岁。2012年3月13日初诊。诉右侧上牙肿痛3天，伴右侧头痛。3天前因进食烧鸭而发现右侧上牙齿龈肿胀疼痛，口腔溃疡，夜痛尤甚，日间痛减，难以入寐，伴有右侧头痛如掣，午后面部烘热，口干，小便黄，舌稍红，苔薄，脉细。西医诊断牙周炎。中医辨病诊为齿痛，辨证属阴虚胃热之候，治以滋阴补肾，清泄胃热，方宗《景岳全书》玉女煎化裁。处方：熟地 12 g，知母 10 g，生石膏 30 g，升麻 10 g，细辛 5 g，丹皮 10 g，麦冬 12 g，牛膝 10 g，独活 10 g，青皮 5 g，甘草 6 g。予药 3 剂，每日 1 剂，水煎服，先以药液漱口，凉时咽下。

2012 年 3 月 16 日二诊。服药后牙痛已无，口腔溃疡痊愈，牙龈肿胀明显减轻，咀嚼无疼痛，小便黄，舌略红，苔薄白，脉左弦细右沉。效不更方，守原方化裁，因胃热得以清泄，故去丹皮、独活，石膏减至 20 g，加防风以胜湿消肿。继进 3 剂，以善其后。

按语：患者为阴虚火旺体质，因进食烧烤之食物，胃热炽盛，肾阴亏虚而成。由于水不制火，火热沿其经络上攻，故见牙痛牵引头痛，口腔溃疡，如《黄帝内经》所云："胃足阳明之脉，起于鼻之交頞中，旁约太阳之脉，下循鼻外，入上齿中，还出夹口环唇。"夜痛日轻，难以入寐，午后面部烘热，口渴，小便黄，脉细等为胃热炽盛伤及少阴肾经，阴虚火旺的表现，乃火盛水亏相因为患，而以火盛为主之证候。治宜滋肾阴，清胃热，宗玉女煎化裁为治。《景岳全书·新方八阵》曰："玉女煎治水亏火盛，六脉浮洪滑大，少阴不足，阳明有余，烦热干渴，头痛牙疼，失血等证。"方中生石膏为君药，其药辛甘大寒，能清阳明有余之火而不损阴；配以熟地为臣，以滋肾水之不足，君臣相伍，清火壮水，虚实兼顾；知母苦寒，滋清兼备，既助石膏清胃而止口渴，又助熟地滋养肾阴，麦冬甘寒，滋肾润燥，清心除烦，以助睡眠，牛膝引血下行以降火，为佐使药；加入升麻，以其微寒之性，清胃解毒，以宣泄郁遏之伏火，即所谓"火郁发之"，丹皮助石膏以清泻胃热，细辛、独活祛风止痛，均可治风火牙痛，如《珍珠囊药性赋》所云"细辛去头风，止嗽而疗齿疼"，《药性本草》也有"治风毒齿痛"之记载。诸药配伍，功能滋阴清热，泻火止痛。方证合拍，故而奏效甚捷。

医 话

一、小柴胡汤治奇症

小柴胡汤出自张仲景《伤寒论·辨少阳病脉证并治》，由柴胡、黄芩、半夏、人参、大枣、生姜、炙甘草7味药物组成，是治疗少阳病口苦、咽干、目眩、寒热往来、胸胁苦满、默默不欲饮食、心烦喜呕等主要证候之经方。方中柴胡质轻，能疏少阳之瘀滞，散肌表之风热；黄芩质重，清里之郁热，除胸中之烦满；二者合用以解半表半里之邪。半夏、生姜辛开苦降，和胃止呕；人参、大枣、甘草益气补中，扶正祛邪；合而为用，寓温于清，寓散于补，寒热并用，攻补兼施，有疏理三焦、通达内外、和畅气机之功。《伤寒论》第103条云："伤寒中风，有柴胡证，但见一证便是，不必悉具。"指出此方只要见到少阳病中的一个或几个主要症状，即可应用。临床上除少阳病证外，还可用于其他疾病，此举几则，以供借鉴。

1.发热验案

陈某，男，46岁。2014年6月17日初诊。诉不明原因发烧已5天，伴见头昏头痛，口苦，咽干欲饮，周身酸楚不适，汗少，小便黄少。行肺部X线检查，未发现异常。曾在门诊输液4天，用过抗生素、病毒唑等西药，也服过中药小柴胡颗粒治疗，早上体温可降至37.8℃，但午后仍会高烧至39℃。因治疗效果不明显，而转请中医治疗。诊见舌稍红，苔白，脉弦细数。中医辨病属少阳病，辨证为邪入半表半里证，治疗当用和解少阳法，方宗小柴胡汤加减。处方：柴胡24 g，黄芩10 g，青蒿15 g，葛根30 g，枳壳6 g，清半夏9 g，大枣9 g，党参15 g，桔梗9 g，生姜5 g，炙甘草5 g。予药3剂，每日1剂，水煎取300 mL，分3次温服。服药后体温降至36.8℃，不觉发热，口不甚渴，轻微口苦，小便正常。舌淡红，苔薄白，脉细稍弦。守方去生姜，继进4剂，诸羔悉除。

按语：少阳病当用小柴胡汤，患者原已服过小柴胡颗粒，且已用过抗病毒西药，均无效。为何？分析其原因，可能是病重药轻。《伤寒论》第266条云："伤寒，脉弦细，头痛发热者，属少阳。"因患者高热头痛未除，仍属病在少阳，故用小柴胡汤。此方妙在柴胡用量较大，一般患者体温在38℃左右，柴胡15～20 g即可，体温39℃或超过39℃时，柴胡用量则要20 g以上。用青蒿配柴胡，可清热透邪以达表，能退高热；用葛根配柴胡，可解肌散邪以除肌肉酸楚；用枳壳配桔梗，升降相因，可利少阳之枢机。诸药合用，可使表里之邪得解，气机宣通，则发热自愈。

2.便秘验案

陈某，女。2006年9月12日初诊。自述大便秘结反复不愈已10多年。大便经常干结，状若羊屎，隔3天行1次，有时甚至7天才行1次，伴有胃脘隐痛不适，胃纳可。胃镜检查提示慢性非萎缩性胃炎。曾经到过多家医院求医，西医诊为慢性胃炎、习惯性便秘。已服过中药麻子仁丸、芪蓉润肠口服液和西药乳果糖口服液，服药时大便秘结稍改善，停药后大便仍秘结。诊见舌淡红边有齿印，苔白微黄，脉象细微弦。中医辨病辨证为便秘，乃阳微结之证；胃痛，为脾虚胃热之证。治以疏肝理气、和胃润下之法，方宗小柴胡汤加减。处方：柴胡10 g，黄芩10 g，党参15 g，法半夏9 g，大枣10 g，白芍20 g，火麻仁30 g，郁李仁15 g，枳壳6 g，炙甘草5 g。每日1剂，水煎取200 mL，分2次温服。嘱忌食辛辣和腌制食物。服药后7天，大便干结有所改善，2～3日行1次，仍有轻微胃痛不适。效不更方，守方继进7剂。前后共服14剂药，大便已正常，每日1次，质软，不觉胃痛，舌淡红，苔薄白，脉细缓。随访3年便秘未再复发。

按语：患者属习惯性便秘，因其素有胃病，久之脾胃亏损，肝气乘虚而侮脾犯胃，使中焦气失和降，大肠传导失司，而病便秘，张仲景谓之阳微结。如《伤寒论》第153条所云："伤寒五六日，头汗出，微恶寒，手足冷，心下满，口不欲食，大便硬，脉细者，此为阳微结。……可与小柴胡汤。"方中柴胡、枳壳疏肝解郁，理气宽中；黄芩、半夏清热和胃；党参、大枣、炙甘草益气补中；火麻仁、郁李仁、白芍润肠通便；芍药、甘草相配，缓急止痛。诸般配伍，有理气和胃、润肠通便之作用，故能收到桴鼓之效。

3. 口苦验案

张某，男，46岁。2017年5月20日初诊。诉口苦反复已半年，呈持续性口有苦味，伴有口臭，偶尔胃脘闷胀不适，大便时结，小便黄。诊见舌淡红，苔白微黄，脉弦细。胃镜检查示慢性胃窦炎伴反流性食管炎。中医辨病属胃痞证，辨证属胆热犯胃。治宜和解少阳，清热和胃。处方：柴胡10 g，黄芩10 g，党参15 g，法半夏9 g，茯苓15 g，佩兰15 g，白芍15 g，枳壳6 g，桔梗6 g，大枣9 g，生姜5 g，炙甘草5 g。连续予药14剂。每日1剂，水煎取200 mL，分2次温服。服药后口苦口臭消失，二便正常。苔白，脉缓。随访3个月未复发。

按语：慢性胃炎常可无自觉症状，或时有心下痞满，患者以口苦为主诉，《伤寒论·辨少阳病脉证并治》曰："少阳之为病，口苦、咽干、目眩也。"口苦是主要证候之一，故辨证为邪扰少阳，胆热犯胃。因胆主疏泄，邪扰少阳，疏泄不利，胆火上炎，故而口苦；胆热犯胃，胃中积热，气失和降，故胃脘时有闷胀不适、口气秽臭；便结溲黄、苔黄为胃热之征；脉弦细，为肝旺脾虚之象。治疗宜和解少阳。方以柴胡疏散肝郁，白芍敛肝柔肝，散敛结合，以助疏泄；黄芩、佩兰清热化浊以除口臭；半夏、茯苓、生姜和胃降逆；桔梗、枳壳一降一升，以利气机；党参、大枣、甘草益气健脾，甘草兼调和诸药。合而成方，功能疏肝清胆，宣畅气机，和胃降逆，和解少阳，使胆热清、胃火降，则口苦口臭自除。

二、地黄丸衍方妙用

六味地黄丸出自宋代钱乙《小儿药证直诀》，始称地黄丸，由张仲景《金匮要略》肾气丸减去桂枝、附子，易干地黄为熟地黄而成，用于治疗小儿"肾怯失音，囟门不合，神不足，目中白睛多，面色㿠白"。此后，诸多医家对地黄丸颇加推崇，明代赵献可认为："肾虚不能制火者，此方主之……。壮水之主以镇阳光即此药也。"清代汪昂认为"此方六经备治而功专肝肾，寒燥不偏而兼补气血""治肝肾不足，真阴亏损，精血枯竭，憔悴羸弱，腰痛足酸，自汗盗汗"。可见此方是一首滋补肾阴之祖方。方中熟地黄甘温以滋阴补肾，山茱萸酸温以养肝，山药甘平以健脾，泽泻、茯苓甘淡以渗湿、泄肾浊、除脾湿以防滋腻，丹皮苦寒以清泄肝火。诸药配伍，补中有泻，温中有清，通补兼施，共奏滋阴补肾之功。此方虽是滋补肾阴之专方，但实为肾、肝、脾三脏并治，故《医方论》谓此方"三阴并治，洵补方之正鹄也"。临床以此方加减，可衍化成许多有效方子，如麦味地黄丸、知柏地黄丸、耳聋左慈丸等，临证应用，颇为灵验。

1. 消渴验案

麦某，女，50岁。2012年3月27日初诊。诉患糖尿病数年，一直用口服西药控制血糖，但不甚理想而前来就诊。现症有口干欲饮，夜尿3次，五心烦热，伴夜间胃脘闷胀不舒，泛吐酸水，难以入睡，大便先硬后软，舌淡红，苔白，脉弦细。检查空腹血糖为10 mmol/L。辨病诊为消渴，属气阴两虚之候，治宜滋补肺肾，方宗《寿世保元》麦味地黄丸化裁。处方：麦冬12 g，五味子5 g，生地30 g，山药15 g，茯苓15 g，丹皮10 g，山茱萸 10 g，泽泻 10 g，花粉 15 g，黄芪 30 g，乌贼骨 12 g。予药 14 剂，每日 1 剂，水煎服。服药后口干减轻，睡眠明显改善，偶有夜间胃胀，夜尿 1 次，大便自调。但时有咳嗽，痰黏色白，舌红，苔白，脉细。守原方去黄芪、乌贼骨，加玄参 10 g，桔梗 5 g，甘草 5 g。继进 14 剂，每日 1 剂，水煎服。随访 1 个月，症状基本消失，检查空腹血糖已控制在 5.6～6.5 mmol/L。

按语：患者口干欲饮，夜尿稍多，五心烦热，脉细，素有糖尿病史，中医辨病诊为消渴，辨证属下消肾元亏虚之候。因肾虚阴亏，气化无权，一则津不上承，肺失濡润而见口干欲饮，夜尿多，大便干结；二则水不涵木，肝失条达，横逆犯胃，肝胃不和而见胃胀不舒，泛吐酸水，脉弦。治宜益气养阴，滋补肺肾。方中地黄六味滋补肾阴以培其根本，黄芪、麦冬、五味子益气养阴以补其肺气，乌贼骨咸寒收敛制酸为佐。合而为用，以达肺肾双补、肝胃同治之功。药后口干尿多、胃胀泛酸诸症明显减轻，因复增咳嗽，故合桔梗甘草汤利气化痰以止咳，随证加减，守方略作变化而收效。

2. 癃闭验案

曾某，男，73 岁。2009 年 7 月 25 日初诊。诉患慢性前列腺肥大 5 年，加重 4 天。白天小便正常，但夜尿次数频繁，排尿欠畅，点滴而出，每晚 4～5 次，夜寐易醒，烦躁，大便调，纳可。诊见舌暗红，苔薄白，脉弦。辨病诊为癃闭，辨证属肾阴亏虚、虚火内扰、膀胱气化不利之候，治宜滋阴降火，化气利窍，方宗《医宗金鉴》知柏地黄丸化裁。处方：知母 10 g，黄柏 10 g，生地 15 g，山药 10 g，茯苓 15 g，丹皮 6 g，山茱萸 10 g，泽泻 10 g，葛根 10 g，乌药 10 g，桂枝 6 g，蒲公英 15 g。予药 7 剂，水煎服，每日 1 剂。服药后夜尿次数减少，每晚 2～3 次，但仍觉排尿欠畅，断断续续，大便调，寐可，纳可，舌淡暗，苔薄白，脉弦缓。断为阴损及阳，肾气不足，守原方去葛根、生地、蒲公英，加熟地 12 g，益智仁 10 g，巴戟天 12 g，车前子 15 g。继进 7 剂，水煎服，每日 1 剂。8 月 8 日三诊。服药后排尿已畅通，夜尿 1～2 次。纳、寐正常。舌暗红，苔薄白，脉弦缓。守方加黄芪 15 g。继进 14 剂，水煎服，每日 1 剂，以善其候，巩固疗效。

按语：患者排尿困难，点滴而下，断续不已，显系癃闭无疑，诚如《类证治裁·闭癃遗溺》所云："闭则点滴难通……癃为滴沥不爽。"盖因患者年事已高，肾阴亏损，虚热内生，累及肾气，膀胱气化无权，开合不利，而见小便不畅，点滴而出，故巢元方认为"小便不通，由膀胱与肾俱有热故也"；阴虚内热，心肝火旺，心脉不畅而见烦燥不寐、舌暗脉弦。方用生地、山药、山茱萸滋阴补肾；丹皮、泽泻、茯苓清热渗湿；知母、黄柏清降肾中虚火；加桂枝、乌药、蒲公英、葛根以通阳化气，清热升清。药证合拍，故守方稍作变化，旨在益气温阳，以助膀胱气化，故而获得显著疗效。

3.耳鸣验案

陆某，男，65岁。2009年8月18日初诊。诉左耳耳鸣反复8年，加重3天。曾到西医医院查诊为神经性耳鸣，经多个地方名医治疗均无明显效果。耳鸣如拉锯声响，每次持续时间长1～2小时，听力下降，易头晕健忘，腰膝酸软，咽干口燥，夜寐欠安，纳可，二便自调。诊见舌淡红，苔薄白，尺脉数。中医辨证属耳鸣，乃心肾不交、阴虚内热之候，治宜滋阴补肾，宁心安神，方以清代医家凌奂《饲鹤亭集方》耳聋左慈丸加味。处方：磁石30g，生地15g，山茱萸10g，山药10g，丹皮6g，泽泻10g，茯苓15g，五味子10g，远志6g，葛根15g，珍珠母30g。予药7剂，水煎服，每日1剂。药后左耳耳鸣大减，每次发作减为2～5分钟。听力有所改善，头晕减轻，但夜寐梦多，口苦口干，纳可，二便调。舌淡红，苔薄白，脉弦细而弱。效不更方，继进14剂后耳鸣基本消失，口苦口干明显减轻，但仍夜寐梦多。守方加夜交藤15g，继进14剂，以作善其后。

按语：患者久患耳鸣，乃肾阴亏虚、精气不足、不能上通于脑所致。如《灵枢·海论》所云："髓海不足则脑转耳鸣。"因肾虚精亏，水不济火，心火亢盛，清窍受扰，故见耳鸣头晕、咽干口燥、夜寐梦多；肾阴亏虚，肾府不充，则腰膝酸软；尺脉数为肾虚内热之候。方中生地、山茱萸、山药滋阴益肾；丹皮、泽泻清火泄浊；葛根升清，以通上气；磁石、珍珠母滋阴潜阳；茯苓、五味子、远志宁心安神。诸药配伍，可达滋补肾阴、宁心安神之功，使肾阴得以补养，水火既济，耳窍安宁，耳鸣自可消除，略做加减而获效满意。

以上 3 则验案，分别用地黄丸之衍方麦味地黄丸、知柏地黄丸、耳聋左慈丸加减治疗而收到显著效果。所谓衍方，即衍生变化之方，主要用于扩大原方的适应证范围。此 3 首衍方均有滋阴补肾作用。麦味地黄丸为地黄丸加麦冬、五味子，偏于滋阴敛肺，适用于肺肾阴虚之消渴、喘咳等证。知柏地黄丸为地黄丸加知母、黄柏，偏于滋阴降火，适用于阴虚火旺、骨蒸潮热、遗精盗汗等证。耳聋左慈丸为地黄丸加磁石，偏于镇惊潜阳，解郁安神，适用于肾虚失聪之耳聋耳鸣等证。总之，临床应用地黄丸，重在谨守病机，把握"肾阴亏虚"这一关键，灵活变通，方可获效。

三、寒热虚实错杂证

辨证论治是中医治疗学中的一大特色，也是中医诊治疾病应遵循的基本原则。辨证准确，用药精当，方可收到显著疗效。若辨证失误，用药不当，则往往延误病情，贻害匪浅。笔者临证所见误诊误治者不鲜，兹举二则，以飨同道。

许某，男，58 岁。1994 年 1 月 20 日初诊。诉患"胃病"近 30 年，在某医院行胃肠钡餐造影，诊为"十二指肠球部溃疡"。患者于 1 月 18 日晚餐饮少量白酒后，当晚 11 时许胃脘部突然阵发性绞痛，向右胁放散，伴嗳气泛酸，口苦口干，喜手按压，面青肢冷，身微出汗，饮热开水疼痛可缓解。19 日即到某医院门诊就医，医生拟诊"肝火犯胃型胃痛"，予龙胆泻肝汤治疗。服药 1 剂后，胃痛加重，伴脘腹作胀，嗳气频作，纳呆，恶心，泛吐清涎，大便不畅，遂自行停药而前来求治。检查见急性痛苦病容，面带青色，腹软，剑突下及偏右处深压痛，墨菲征阴性，肝脾未触及。舌红润，苔厚腻淡黄，脉象弦紧而数。病属胃痛，辨证属中焦虚寒、内夹湿热、气机不畅、胃失和降之候。治宜温中健脾，理气和胃，方用吴茱萸汤加味。处方：吴茱萸5g，党参15g，黄连5g，生姜5g，茯苓15g，大枣10g，白豆蔻5g，法半夏10g，炙甘草5g。每日1剂，水煎服。服2剂药后，患者胃痛大减。继进3剂，胃痛、嗳气等证悉除，饮食正常，二便自调。遂以香砂六君子丸调养善后，随访3个月未再发作。

按语：患者胃脘部疼痛反复发作，伴嗳气泛酸，诊为胃痛无疑。胃痛有寒热虚实之分，寒痛者，胃痛暴作，恶寒喜暖，此例疼痛性质与之相符；热痛者，痛势急迫，胃脘灼热喜冷，此例疼痛性质与之不符。口苦口干，舌红，苔厚腻而黄，脉弦数，为肝火偏旺、内夹湿热之征，属热；痛缓而喜按者属虚，痛急而拒按者属实，此例虽疼痛暴作，但喜手按压，属虚。胃痛伴泛吐清涎，面青肢冷，热饮后痛缓，舌润，为中寒内盛之候。紧脉与数脉同见，乃阳热为寒邪所束之象。观其脉证，此病虚寒为本，湿热为标，属寒热错杂之证。因久病不愈，中虚生寒，复加酒食所伤，更损脾胃，入夜阴寒偏盛，同气相引，寒凝气滞，故胃痛暴作。其辨治失误原因：一是没有抓住胃痛之辨证要点，把寒痛当热痛；二是对寒热错杂证候主次不辨，将次证作主证；三是遣方用药失之偏颇，治标不治本。以致误用苦寒，戕伐胃气，胃虚气逆，气失和降，从而胃痛加剧。今改以吴茱萸汤治疗，方中吴茱萸温中祛寒，下气降逆；党参、茯苓、大枣、炙甘草补虚益胃；生姜、法半夏、白豆蔻温中散寒，行气化湿，佐以少许黄连清化湿热。诸药配伍，以达温中散寒、行气化湿、和胃止痛之目的。方药对证，故能收到较好的疗效。前后所用两方，温清主次有别，疗效相去甚远。故诊治疾病，当谨守张仲景"观其脉证，知犯何逆，随证治之"的辨证思想，方能准确无误。

杭某，男，62岁。因反复咳嗽、气喘7年余，发作3天而于1990年1月9日入院。1月6日因受凉而喘咳复作，动则尤甚，气不得续，夜间不能平卧，伴黄痰量多，黏稠难咯，心慌心跳，头晕乏力。经某医院门诊治疗无效而转收入院。检查示体温36.5℃，呼吸频率22次/分，血压132/78mmHg，神清，面色潮红，半卧位，张口呼吸，颈静脉怒张，桶状胸，两肺叩诊过清音，呼吸音减弱，可闻及干、湿性音，心率130次/分，律齐，

P2 > A2，剑突下心尖搏动明显，肝颈静脉回流征阳性，肝脾触诊不满意。唇舌紫暗，苔黄腻，脉滑数。胸片示慢性支气管炎并肺气肿。心电图示肺性 P 波，电轴右偏（+130°）。血象检查示 RBC $4.76×10^{12}$/L，Hb 138 g/L，WBC $1.04×10^9$/L，N 0.94，L 0.06，CO_2 CP 32 mmol/L。西医诊断为慢性支气管炎并感染、阻塞性肺气肿、肺心病合并 I 度心力衰竭、呼吸衰竭。中医诊为肺肾两虚、痰热郁肺型喘证。入院给予吸氧、抗感染、强心利尿、呼吸兴奋剂、扩血管剂等西医处理，配合参麦注射液静注。另用红参 10 g 煎服。

服参汤后患者出现头痛、烦躁、谵妄，西医拟诊"肺性脑病"进行抢救，并邀余会诊。诊见神志模糊，烦躁不安，喘促气粗，喉间痰鸣，面色紫晦，四肢末端青紫，唇舌紫暗，苔黄浊腻，脉弦滑而数。辨证此属喘证，乃痰热内闭、气失清肃、血脉瘀阻、蒙蔽清窍之候。治宜清肺泄热，化痰祛瘀，拟用麻杏石甘汤合苇茎汤加减。处方：麻黄 6 g，杏仁 10 g，生石膏 30 g，芦根 15 g，桃仁 10 g，薏苡仁 15 g，冬瓜仁 30 g，鱼腥草 30 g，桑白皮 15 g，桔梗 10 g，川贝母 10 g，甘草 5 g。每日 1 剂，水煎服。并嘱停用参麦注射液和红参汤。予药 5 剂后，痰易咳出，喘促明显减轻，仍时有烦躁昏谵。守方去麻黄、杏仁、生石膏、桑白皮，加入黄芩 10 g、郁金 15 g、石菖蒲 10 g、茯苓 30 g。继进 6 剂，病情日渐好转，无喘促气粗，胸闷心悸、头晕头痛、烦躁昏谵等证悉除，面色紫晦、肢端青紫明显改善，能下床活动。血检示红细胞 $4.09×10^{12}$/L，血红蛋白 117 g/L，白细胞 $6.0×10^9$/L，中性粒细胞 0.76，淋巴细胞 0.24，二氧化碳结合力 25 mmol/L。遂改益气养阴兼化痰热之法调治 2 周，临床治愈出院。

按语：患者咳喘并作，且以气息喘促、不得平卧为主，当诊为喘证。喘证有虚实之分。实者呼吸深长有余，气粗声高，脉数有力；虚者呼吸短促难续，气怯声低，脉弱无力。久患喘咳，动则尤甚，气不得续，且伴心悸头晕，为肺肾两虚、心气不足之候，属虚；但面色紫晦，喘促气粗，唇舌紫暗，苔黄浊腻，脉弦滑数，又为痰热闭肺、肺失清肃之征，属实。久病反复发作，每多虚实交错，互为因果，证属虚实夹杂之候。其辨治失误原因：

一是按西医诊断心力衰竭、呼吸衰竭而套用中药，给予红参汤以补气强心，不辨属虚属实；二是不明此病证正虚与邪实之因果关系，即"痰热为因，正虚为果，痰热不化，正虚难复"，把实喘当作虚喘；三是久病反复发作，正虚邪盛，痰热为标，故而呈现神昏谵妄、喘促气粗等危候。改拟祛邪利气、宣肺平喘之法。药用麻黄、杏仁宣肺平喘；生石膏、鱼腥草、桑白皮、芦根清泄肺热；桔梗、川贝母、薏苡仁、桃仁、冬瓜仁祛瘀化痰，祛邪利气；甘草调和诸药。合而为用，共奏清热宣肺、祛瘀化痰、止咳平喘之功。药后喘咳渐平，加入清气化痰、开窍醒神之品，则烦躁、昏谵诸症悉除，转危为安。前后两种治法，一重扶正，一重祛邪，疗效迥然不同。可见虚实之间，辨证尤当审慎，切勿犯"虚虚实实"之戒。

四、高脂血症宜调肝脾

高脂血症即血脂异常，是指脂肪代谢或运转异常使血浆中一种或几种脂质高于正常高限。由于大部分脂质必须与蛋白质结合才能运输全身，所以高脂血症常伴有高脂蛋白血症。高脂血症归属中医何病？有的患者可无任何症状，但可从形质辨证，所以有"肥人""膏人""肉人"之称谓。有的患者伴有其他疾病，可有不同的临床表现，如伴有高血压而见头晕者，多属于"眩晕"，伴有冠心病而见胸痛者，多属于"胸痹"，而伴有疼痛、唇舌紫暗者，则属于"血瘀"范畴。

中医古籍上无"高脂血症"这一病名，但早在《黄帝内经》中就已有认识，如《灵枢·卫气失常》记载："人有肥有膏有肉……䐃肉坚，皮满者，肥。䐃肉不坚，皮缓者，膏。皮肉不相离者，肉……膏者其肉淖……脂者其肉坚。膏者，多气而皮肉缓，故能纵腹垂腴。肉者，身体容大。脂者，其身收小……膏者多气，多气者热，热者耐寒。肉者多血则充形，充形则平。脂者，其血清，气滑少，故不能大。此别于众人也。"张景岳《类经》进一步指出："津液之和合为膏，以填补骨空之中，则为脑为髓，为精为血。"可见膏脂可化以为血，是人体的组成成分，与津液同源，随津液的运行而输布、注骨、添髓、润肤、填充体腔而发挥正常的生理效应，与现代医学所称的血脂相类似。

高脂血症多缘于饮食不节，如暴饮暴食、消化不及，酗酒不节、戕伐脾胃、输化无力，甘肥厚味、有碍脾运等，其病因病机当责为"肝脾不调"。人体内的脂质代谢虽与五脏六腑均有关，但肝脾两脏尤为重要。因肝主疏泄，有助于水谷的腐熟与运化。脾主运化、升清，胃主受纳、降浊，升降相宜，气机流畅，则水谷之消化、吸收与排泄正常。肝脾不调，气机升降失和，郁滞不畅，运化失司，则水谷精微不能正常输化，反而聚于体内，形成痰湿、脂浊，壅滞脉道而为病。故在治疗上，理当以调理肝脾为主，宜用疏肝健脾、祛瘀消脂（浊）之法，笔者临证多宗《太平惠民和剂局方》逍遥散加减，自创验方调脂益肝汤（方由柴胡、当归、白芍、白术、茯苓、荷叶、茵陈、何首乌、泽泻、炒山楂等中药组成）。此外，成功研制医院中成药（经广西食品药品监督局注册）调脂口服液、调脂胶囊，临床应用已20多年，对高脂血症、脂肪肝患者疗效均较为显著。

蒙某，男，63岁。2012年3月6日初诊。诉偶有胸闷不适，头晕有昏沉感，肢体困重乏力，纳可，但多食觉胃胀不适，晨起口苦，大便时溏。平素性情急躁。有高脂血症史已2年。检查见身体稍胖，腹部胀大，体重指数28。血脂检查示总胆固醇（TC）8.46 mmol/L，甘油三酯（TG）6.20 mmol/L，高密度脂蛋白胆固醇（HDL-c）1.06 mmol/L，低密度脂蛋白胆固醇（LDL-c）4.62 mmol/L。舌淡红，苔淡红稍暗，苔白厚浊，脉沉细。西医诊为高脂血症。中医辨病属眩晕，为肝脾不调、脂浊瘀滞之候。给予调脂口服液（医院注册中成药制剂，含绵茵陈、柴胡、当归、醋白芍、白术、茯苓、荷叶、泽泻、山楂），每次10 mL，每日3次，温开水送服。连服2个月后，胸闷、头晕诸症悉除，复查血脂示处于正常范围。随访半年未复发，血脂无异常。

按语：该方为宋代《太平惠民和剂局方》逍遥散化裁而成。方中柴胡疏肝解郁、调畅气机，为主药；当归、白芍养血柔肝，滋补肝肾，为辅药；白术、茯苓健脾利湿，茵陈、泽泻清热利湿，荷叶散瘀利湿，共为佐药；山楂消食散积，祛瘀通脉，为使药。诸药配伍，具有疏肝健脾、活血散瘀、利湿消浊之功效，使肝脾调和，湿热清利，气血畅通，则脉道脂浊自消，故能达到治疗高脂血症之目的。

五、五味异功散消风疹

异功散出自宋代钱乙《小儿药证直诀》，也叫五味功散、钱氏异功散（见《保婴撮要》卷十五），有健脾燥湿、行气化滞之功，主治脾虚气滞而见饮食减少、胸脘痞闷、食入作胀、大便溏薄、神疲气短、身体羸瘦、面部浮肿等证。方中以四君子汤即人参、白术、茯苓、炙甘草4味补气健脾、祛湿和中，是补气健脾之代表方。加入陈皮，理气化滞，醒脾助运。5味药配伍，补脾气以运中宫，理脾胃以行气滞，补而不滞，与四君子汤的纯补不同，故名异功散。临床上多用于小儿消化不良，厌食腹胀，或成人病后食欲不振，纳谷乏味，气短乏力，大便溏烂等。笔者临证根据"肺主卫""胃为卫之本"的理论，认为"胃气通于卫"，故常在五味异功散基础上，加入祛风、消风之药，以和胃化风、健脾行滞，用健脾化风法治疗皮肤瘾疹，与"治风先治血"之养血祛风法治疗瘾疹，有异曲同工之妙。

程某，女，36岁。2009年8月7日初诊。自诉平素有胃病史多年，近月来胃脘痛时有发作，伴嗳气，无泛酸，且发现皮肤起团状红色丘疹，大小不等，发无定处，瘙痒夜甚，已持续10余日。纳少，夜寐稍差，二便自调。诊见舌红，苔少，脉细滑略数。西医诊为荨麻疹。中医辨证属脾胃气虚、风淫肌肤之候，方用五味异功散加味。处方：党参15 g，白术10 g，茯苓15 g，陈皮6 g，山药15 g，大枣10 g，荆芥10 g，防风10 g，法半夏9 g，白芍15 g，蝉蜕6 g，生甘草5 g。予药7剂，每日1剂，水煎服，嘱忌鱼、蛋、鸡肉等生腥之食物。服药后胃脘胀痛已除，皮肤红疹已退，未发现新的皮疹，瘙痒明显减轻。仍胃纳欠佳，二便正常。舌稍红，苔薄白，脉细滑。效不更方，守方继进7剂，以巩固疗效。

按语：患者皮肤起红色片状红疹，瘙痒不已，辨证诊为风疹无疑。风疹如何从胃而治？盖因平素胃病已久，或饮食不慎，损伤脾胃，故而胃痛时作。胃为卫之本，且"胃气通于卫"，胃虚则表卫不固，风邪乘虚浸淫肌肤，卫气壅滞，脾胃失和，故皮肤起疹，风团成片，发无定处，身痒不已。如《诸病源候论》所说："人皮肤虚，为风邪所折，则起隐疹。"治宜健脾益气、和胃祛风。处方中党参、山药、茯苓、大枣益气健脾；白术、陈皮健脾燥湿，理气通滞；法半夏和胃降逆；白芍、甘草缓急止痛；荆芥、防风、蝉蜕祛风止痒；甘草调和诸药。配伍成方，功能健脾益气、和胃固卫、消风止痒。方药中病，故能奏效甚速。

六、化痰通瘀除胸痹

《金匮要略·胸痹心痛短气脉证并治》中有"阳微阴弦""责其极虚也"等记载，指出了胸痹本虚标实的病性。本虚为胸中阳气亏虚，胸为心肺所居，而心为阳中之阳，所以主要是指心之阳气亏虚；标实为阴邪痹阻，阴邪指寒凝、血瘀、痰浊之邪，阳虚则生内寒，寒凝则温气不行、血滞成瘀，血瘀则津液不行，内聚成痰，如尤在泾《金匮要略心典》所说："阳痹之处……必有痰浊阻其间耳。"故胸痹实为痰瘀痹阻、心络不畅、抑遏心阳而致。至于治疗，张仲景立通阳泄浊法，有瓜蒌薤白白酒汤、瓜蒌薤白半夏汤、枳实薤白桂枝汤等8个方子，沿用至今，仍有一定的疗效。笔者宗张仲景之法而加以变通，认为胸痹之治，当扶正祛邪，正邪兼顾。扶正宜益气通阳，补心之阳气，温气以行则能推动血液正常运行，而无血瘀痰聚之变。祛邪宜化痰通瘀，痰瘀消则心络自通，元气自复，脏气方可安宁。正所谓"脏气强则邪气无扰，邪气去则脏气安宁"。

颜某，男，68岁。1987年4月18日初诊。自诉发作性胸痛近3个月，每日1或2次，每次约10分钟，稍稍活动即易发作。伴见胸闷气短，心悸，时有心跳偷停，头晕乏力。既往有脱肛史已2年，且未治愈。诊见面晦，舌暗红，苔少，脉弦细而有间歇。体查示血压110/78 mmHg，心率87次/分，节律不整。心电图示心肌损害（STII、Ⅲ、aVF、V5呈水平下移≥0.05 mV），频发房性早搏伴室内差异性传导。西医诊断为冠心病心绞痛；心律失常；习惯性脱肛。中医诊断为胸痹（气阴两虚、痰瘀阻络证）。治宜益气养阴，化痰通瘀。处方：党参18 g，麦冬15 g，五味子6 g，法半夏10 g，橘红、枳壳各6 g，茯苓15 g，瓜蒌壳12 g，竹茹10 g，五指毛桃根30 g，酸枣仁15 g，甘草5 g，田七3 g（冲服）。每日1剂，水煎取200 mL，分2次温服，连进10剂。另嘱用西洋参10 g，隔水蒸40分钟后服，每周2次。守方调治1个月，服药后胸痛消失，胸闷心悸明显减轻，偶有脱肛，消心痛由每次2片、每日3次改为每次1片、每日1次。症状基本消失，脱肛已愈，舌脉正常。血压120/80 mmHg，心率78次/分，节律规整。心电图复查已正常。随访3年未复发。

按语：患者胸痛反复发作，与活动有关，动则易发，辨病属胸痹无疑。盖因患者年事已高，形气始衰，心气亏虚，运血无力，以致瘀血停滞，痹阻心络，抑遏胸阳而发病。如《灵枢·天年》所说："人生……六十岁，心气始衰。"心之气阴亏虚，血行涩滞，血气失和，故胸闷痛、气短乏力；痰瘀内阻，脉气失和，神无所藏，则心悸而脉有偷停；清窍失养则头晕；气虚下陷，则大便脱肛；面晦舌暗为内有瘀血之征；脉弦细而不匀，是气虚挟痰挟瘀之候。治宜益气养阴，化痰通瘀。方用西洋参、党参、麦冬、五味子益气养阴，法半夏、橘红、枳壳、瓜蒌壳、竹茹理气化痰，茯苓、五指毛桃根健脾化湿，田七活血祛瘀，酸枣仁养心安神，甘草调和诸药。诸药相伍，具有补气养阴、化痰通瘀之功。正邪兼顾，通补兼施，痰瘀祛则脏气安宁，故而收效显著。

七、消渴重在治肾

消渴是以口渴引饮、多食、多尿，或尿液混浊，或尿有甜味，身体消瘦为临床特征的一种病证，类似于现代医学中的代谢性疾病如糖尿病。根据消渴多饮、多食、多尿三大主证特点，又可分为上消、中消和下消。上消以口渴多饮证候为主，中消以消谷善饥证候为主，下消以多尿、尿如膏脂证候为主。临床上三消证候往往同时并见，仅表现为程度轻重不同而已。

（一）消渴的病因

消渴之形成，主要与生活因素、情志因素和体质因素有关。

（1）生活因素。主要指饮食嗜好，如嗜酒不节，或恣食肥甘厚味，久之可损伤脾胃，以致脾胃运化失职，酿生内热，蕴结化燥，消谷耗津，发为消渴。如《素问·奇病论》所说："其人数食甘美而多肥，肥者令人内热，甘者令人中满，故其所上溢，转为消渴。"《丹溪心法》也说："酒面无节，酷嗜炙煿……脏腑生热，燥热炽盛，津液干焦，渴饮水浆而不能自禁。"

（2）情志因素。主要指情怀不遂，或五志过极，郁而化火，消烁津液，以致阴虚火旺。热甚则伤阴，阴伤则热益盛，互为影响，而发为消渴。如《灵枢·五变》所说："怒则气上逆，胸中蓄积，血气逆流，转而为热，热则消肌肤，故为消瘅。"刘河间也说："消渴者，耗乱精神，过违其度之所成也。"

（3）体质因素。是指先天禀赋不足，以致肾阴不足，或房劳过度，耗损肾精，或脑部外伤，瘀血阻络，久而化热，伤及脑髓，损其真阴。肾虚则固摄无力，精耗则虚火内炽，故小便多而成消渴。

由此可见，消渴之发病与肺、胃、肾脏腑相关，而本源于肾，其病机关键在于阴虚燥热。因五脏之阴靠肾阴以滋养，五脏之阳靠肾阳以激发。今肾阴亏虚，阳失温煦，气不化水，上不能滋养于肺，中不能滋润于胃，以致阴津愈虚而燥热益甚，互为因果。久之，阴血虚而血行不利，以致瘀血阻络，故可兼见瘀血证，甚至阴损及阳而致阴阳两虚，故消渴缠绵难愈，需要长期用药。

（二）消渴的治疗

基于消渴"阴虚燥热"的病机特点，治疗应以滋阴清热为大法，重在治肾。上消为主者，当滋其肾而润其肺，可用麦味地黄汤，加沙参、天冬、花粉。中消为主者，当滋其肾而清其胃，可用玉女煎，加黄连、生地、葛根。下消为主者，当滋肾阴而温肾阳，偏阴虚者，可用大剂六味地黄汤峻补肾阴，即重用生地与山茱萸；若阴虚阳亢者，可用知柏地黄汤滋阴降火；偏阳虚者，可用《金匮要略》肾气丸滋阴温肾，补阴助阳。消渴兼见瘀血证者，则可加桃仁、丹参、赤芍以活血化瘀，通利血脉。

罗某，男，49岁。2020年7月15日初诊。诉近月来常觉口渴多饮，纳食正常，夜尿频多，每晚3～4次，伴见神疲乏力。在某医院体检发现空腹血糖14.95 mmol/L，餐后2小时血糖27.27 mmol/L，糖化血红蛋白C 11.39%，告知已患有糖尿病，但不愿意服用西药。中医诊查见舌稍红，苔白中带黄，脉细数、尺脉少力。参合脉证，中医诊为消渴，辨证属下消肾阴亏虚证，兼见肺津亏乏、胃中积热。姑拟滋阴补肾、养肺清胃之法，宗钱乙六味丸方加味。处方：黄芪30 g，生地30 g，山药20 g，丹皮10 g，山茱萸10 g，西洋参10 g，麦冬15 g，灵芝10 g，茯苓15 g，泽泻10 g，黄连5 g，葛根30 g。给药15剂，配成颗粒剂，每次1包，每日2次，开水冲服。服药后口已不渴，夜尿1次，不觉乏力。舌淡红，苔薄白，脉细缓。效不更方，守方调治2个月。9月23日复查血糖示空腹血糖8.69 mmol/L，餐后2小时血糖8.67 mmol/L，糖化血红蛋白8.96%。病情明显缓解，故守原方调以巩固疗效。

按语：患者口渴多饮为肺胃郁热，夜间多尿为肾虚膀胱气化无力，开多合少，神疲乏力为津亏气耗，舌红苔黄、脉细少力为阴虚内热、损及气津之征。综而审之，其证肾虚阴亏为本，肺胃郁热为标，故治疗当以滋阴补肾为主，兼以润肺清胃，重在治肾。六味地黄丸功专滋补肾阴，加用黄芪、西洋参、灵芝益气培元，以化阴液，麦冬、葛根滋阴生津，黄连佐清胃热。诸般配伍，功能益气养阴，清热生津。使肾阴得以滋养，燥热得以清除，脏腑气机调和，则消渴自轻。

八、川芎茶调散治头风

川芎茶调散出自宋代《太平惠民和剂局方》一书，方由薄荷、荆芥、防风、川芎、羌活、白芷、细辛、甘草、茶叶等药组成，主治外感风邪、偏正头痛，或巅顶作痛、恶寒发热、目眩鼻塞等。其配方特点在于以大队祛风止痛药为主，因"巅顶之上，唯风可到"，故对风邪引起之风头痛者尤为适宜。该方配伍精当，用药温中有凉，升中有降，升降相济，是治疗风头痛的一首古典名方，故一直沿用至今，历经千百年，经久不衰。

蒋某，女，59岁。初诊诉反复头痛已有近30年，加重半年。自述年轻时坐月子期间调养不当，不慎触冒风寒而至反复头痛，遇冷即作，天气变化时尤其明显，晚上睡觉时喜戴帽或用布包裹头部。经常到医院求治，做过头颅CT检查未发现问题，西医诊为神经性头痛。服用过西药止痛（药名不详），无明显效果。也进行过中医治疗，病情时有缓解，但易反复，遇风即发，头痛呈冷痛紧痛性质。诊见面色淡黄不华，舌淡红，苔白，脉细紧。脉证参合，辨病属头风，即风头痛。因产后不善调理，气血亏虚，风邪乘虚入侵，清阳之气被郁，气血运行不畅，脑络瘀滞，清窍失荣而病作。故治以祛风止痛之法，方宗《太平惠民和剂局方》川芎茶调散加藁本、葛根。予药7剂，每日1剂，水煎取200 mL，分2次温服。服药后头痛已去其七八，遂守方继进7剂以巩固疗效。随访4个月，未见头痛发作，仅偶有轻微不适，但无须服药可自行缓解。

按语：患者头痛恶寒，喜戴帽避风，且遇冷即发，经久不愈，辨病诊为妇人头风。因久痛入络，寒气凝滞，阳气被郁，卫外不固，故每遇风冷即易发作。治疗当以祛风止痛为要。用川芎祛风止痛，活血行气，为君药，该药辛温香窜，上行头目，为血中之气药，善行少阳、厥阴两经，走头顶和两侧头部，为治诸经头痛之要药；荆芥、防风疏散风邪，辅川芎以祛风止痛，为臣药；羌活走太阳经，行于脑后及颈项头部，白芷走阳明经，行于前额和眉间，葛根升阳发表，走项背，细辛走少阴经，上疏头风，下通肾气，羌活、白芷、细辛、藁本、葛根5味既可散风止痛，又可引药以达病所，薄荷重用以清利头目，疏散风热，与前5味药同为佐药；茶叶苦凉清降，既可协薄荷清上部风热，又可防止大队风药的升散太过，甘草调和诸药，与茶叶共为使药。诸般配伍，温凉兼顾，升降相宜，既能疏散风邪以止头痛，又无温燥太过而耗伤津液之弊，故而收效甚捷。

九、血府逐瘀汤治跗肿

跗肿，指足背浮肿或肿胀的一种病证。引起浮肿的原因有3个：一是脾虚失于运化，水湿浸渍肌肤；二是三焦决渎失司，水道不畅，泛溢肌肤；三是营卫气血不和，气机郁滞，血行不畅。《金匮要略·水气病脉证并治》很早就提出了"血不利则为水"的理论，所谓"血不利"，就是血液涩滞不畅，瘀血内阻，津液不能正常运行，以致水湿内停。这是因瘀水停的一种病机，如唐容川《血证论》所说"瘀血化水，亦发水肿，是血病兼水也"。这种"血水互化"的理论，为活血利水法在水肿病或肿胀病中的应用提供了理论依据。

陈某，女，71岁。2020年6月27日初诊。自诉两足背浮肿反复已3个月，且日渐加重，以至于只能穿拖鞋，行走不便，伴头晕时作，但局部无红肿热痛，二便正常。既往有高血压史1年余，常服降压西药硝苯地平缓释片治疗。西医检查示血压160/76 mmHg，心肺听诊无异常，肝肾功能、心脏B超、血生化等各项检查无异常。诊断为足部浮肿，原因待查。考虑为西药副作用引起，改用厄贝沙坦片，服药后血压虽降但不稳定，仍有足背浮肿且日渐加重，遂来中医内科门诊求治。诊见面白少华，口唇淡紫，舌淡红稍暗，苔白，脉细弦，足背浮肿按之凹陷明显。参合脉证，初诊辨病属水肿，辨证属阴水，为脾气虚弱、水湿停滞之候。治以健脾利水之法，给予参苓白术散加减。处方：党参3g，黄芪3g，白术3g，山药3g，茯苓3g，陈皮1.2g，炒扁豆3g，薏苡仁4g，砂仁1g，益母草3g，车前子3g，炙甘草1g（配方颗粒，生药5g/g）。予药14剂，每日1剂，分2包，早、晚开水冲服。药后血压138/80 mmHg，头晕基本消失，足背浮肿时轻时重，但饮食尚可，二便正常。考虑患者唇紫舌暗，脉弦，有瘀血内阻之征，故改用行气化瘀、活血利水之法，予血府逐瘀汤化裁。处方：柴胡2g，枳壳2g，桃仁2g，红花2g，川芎2g，防己3g，泽兰3g，牛膝2g，当归2g，赤芍3g，生地3g，甘草1g（配方颗粒，生药5g/g）。予药14剂，每日1剂，分2包，早、晚开水冲服。药后足部浮肿消失，能穿鞋行走，唇紫舌暗改善，脉细缓。随访1年，跗肿未见复发。

按语：患者因足背浮肿而求治于中医，初诊按水肿诊治，宗《金匮要略·水气病》中"诸有水者，腰以下肿，当利小便"之治法，采用健脾利水法，用参苓白术散加减，效果不明显。遂根据中医"血不利则为水"和"瘀血化水"的理论，采用血府逐瘀汤加味。方以柴胡之升、枳壳之降，升降相因以调气；生地、当归以滋阴养血；桃仁、红花、赤芍以活血化瘀；川芎为血中气药，以行气活血；防己、泽兰以利水活血；牛膝引药下行；甘草以调和诸药。配伍成方，具有行气化瘀、活血利水之功效，使气血调和，津液归于正道，跗肿自可消散，故于此方略作增减而收到显著治疗效果。

十、滋肾养血法治脱发

脱发亦称脂溢性脱发，属中医"斑秃""发蛀脱发""蛀发癣"等病证范畴。临床上多表现为前额角和头顶稀疏脱发，头发皮屑多或较油腻。该病与饮食、外邪、脏虚失调有关。过食油腻，脾胃湿热，或风燥邪毒外侵皮肤，或肝肾亏损，阴血虚少，头发失养均可引起脱发。

发为肾之外候，亦为血之余。如巢元方《诸病源候论》所言："足少阴肾经也，其华在发，冲任之脉，为十二经之海，谓之血海……若血气衰弱，经脉虚竭不能荣润，故须发脱落。"肾藏精，其华在发，发的色泽荣枯、密固疏脱，可反映肾的封藏功能。肾中精气亏虚，阴虚内热，发失濡润和荣养，则干枯易落，发色变白。又肝肾同源，精血互生，肝藏血，精亏血少，不能上荣于发，则易生脱发、白发之变。因此，脱发多责之肝肾，当治以滋补肝肾、精血双补、凉血清热之法，尤以滋养肾阴为重要，可用二至丸合四物汤化裁。

苏某，男，21岁。2013年10月28日初诊。诉近半年来，因工作压力大，精神紧张，时有脱发，呈渐进性加重，头顶落发为多，伴头痛时作，记忆力减退。纳、寐均可，二便自调，舌尖红苔微黄，尺脉弱。西医诊为脂溢性脱发。中医辨病诊为发蛀脱发，辨证为肝肾阴亏、阴虚内热之候，治宜滋补肝肾，清热凉血，养血祛风。处方：女贞子15 g，旱莲草10 g，侧柏叶15 g，槐花15 g，何首乌15 g，熟地15 g，川芎6 g，防风6 g，赤芍10 g，当归15 g。予药7剂，水煎服，每日1剂。

2013年11月4日二诊。患者因工作繁忙，让其母代为求诊，诉脱发明显减轻，要求服用中成药巩固疗效，故给予知柏地黄丸，滋阴清热而善其候。

按语：此病多为肝肾精血亏虚，内热化燥，血虚生风而致。患者因工作过于紧张，劳神太过，精血暗耗，化燥生热，虚风上扰，而见巅顶脱发；精血亏虚，清窍失养，故而头痛时作，记忆减退；舌红苔黄、尺脉弱为肾阴亏虚兼有内热之征。方中女贞子、旱莲草、何首乌补肝肾之精；熟地、川芎、赤芍、当归补养肝血，使精血充足则生发有源；佐以侧柏叶、槐花、防风清热凉血，润燥祛风，使风邪无作祟之处。其中女贞子与旱莲草合用，名为二至丸；侧柏叶与当归合用，名为生发丸（原名二仙丹），均是专治肾虚血虚、阴虚内热之良药。诸药配伍，功能养血润燥，补肾生发，故服药后脱发明显减少。由于脱发多为积渐而成，需坚持服药，故改以滋肾清热法，用知柏地黄丸调服，以善其候。

十一、益气升阳法治耳鸣

耳鸣指耳内鸣响，如闻潮水声，或闻蝉鸣声，或闻翁鸣声，轻者时作时止，严重者持续发作，常影响睡眠和日常生活。《灵枢·脉度》说："肾气通于耳，肾和则耳能闻五音。""故上气不足，脑为之不满，耳为这苦鸣。"上气即清阳之气，脾主升清，脾虚中气下陷，清气不升，清窍失养，可致耳鸣，甚至耳聋。如《医碥·耳》所云："若气虚下陷则亦聋。"故耳鸣多与脾肾有关，且主要病变在肾。

蔡某，男，45 岁。2013 年 11 月 29 日初诊。因突发右耳耳鸣 10 多天而前来就诊，诉 10 天前无明显诱因而突觉右耳内鸣响，如闻蝉声，呈持续发作，伴听力减退，神疲纳少，倦怠乏力，但无腰膝酸软、五心烦热，大便溏烂不爽，夜尿频数，舌红，苔薄白，脉细弱。辨病诊为耳鸣，辨证属脾虚气陷。治宜益气健脾，升提中气。处方：党参 15 g，白术 10 g，陈皮 6 g，茯苓 15 g，黄芪 15 g，葛根 15 g，石菖蒲 10 g，远志 6 g，磁石 30 g（先煎），乌药 10 g，炙甘草 5 g。予药 7 剂，每日 1 剂，水煎取 300 mL，分 3 次温服。

2013 年 12 月 6 日二诊。诉服用 5 剂后耳鸣已消失，但仍纳谷欠香，夜寐不安，大便仍溏烂，夜尿减少，舌红，苔薄白，脉缓滑少力。考虑耳鸣虽除，而仍有纳差、大便溏烂等脾胃气虚症状，故守方去磁石、乌药，加炒麦芽 15 g、神曲 15 g、山楂 10 g，继进 7 剂以巩固疗效。

按语：耳为肾之窍，临床上大多医家治疗耳鸣多从补肾入手，然也有从补脾入手者。患者脾胃虚弱症状较为明显，此时若投滋补之剂，反而有碍脾运，精血无从化生，故从调理脾胃论治。如《医方集解》所说："五脏皆禀气于脾胃，以达于九窍；烦劳伤中，使冲和之气不能上升，故目昏而耳聋也。"患者因脾胃虚弱，中气不足，气血生化乏源，经脉空虚，不能上奉于耳而发病。脾虚阳气不振，清气不升，清窍失养则耳鸣；脾虚运化失司，则神疲纳少，大便溏烂；脾虚及肾，膀胱制约无力，则小便频数。舌红、苔薄白、脉细弱均为脾气虚弱、中气不足之证。故治宜益气健脾，升阳举陷。方中黄芪补气升阳；党参、白术、陈皮、茯苓健脾益气；葛根配黄芪，升阳明之气，引药上行；石菖蒲、远志清气化痰，开窍益智；磁石聪耳明目；乌药助膀胱气化以止溺；甘草调和诸药。诸药配伍，功能健运脾胃，益气补中，升阳举陷，以达聪耳止鸣之目的，故能奏效甚捷。

十二、"温病三宝"治危症

"温病三宝"指安宫牛黄丸、至宝丹和紫雪丹3种急救中成药，临床多用于邪热内陷心包，炼液为痰，痰热阻闭包络，蒙闭心窍所致神昏谵语或昏聩不语等各种热闭证，是凉开剂的代表方剂。因为这几种中成药常用于治疗温病中的各种急危重症，挽救病人生命于垂危之中，且已编进《温病学》现行教材，故称为"温病三宝"，也称之为中医"急救三宝"。

（一）"温病三宝"出处、药物组成、功效主治及用法用量

1. 安宫牛黄丸

出处：出自清代吴塘所著《温病条辨》。

药物组成：牛黄、郁金、犀角（现多用水牛角代）、黄连、朱砂、冰片、麝香、珍珠、山栀、雄黄、黄芩等。

功效：清热解毒、清心开窍。

主治：神昏谵语或昏聩不语、身体灼热而四肢厥冷、舌謇、舌红苔黄、脉滑数或虚数等危重症。临床用于热毒炽盛、邪陷心包、神志昏迷不清的温热病患者，中风神昏谵语及高热痉厥患者。现代医学认为该药具有中枢

神经保护作用及复苏和保护脑部作用。

用法用量：每次 1 丸（3 g），每日 1 次。

2. 紫雪丹

出处：出自唐代孙思邈所著《千金翼方》，后为唐代王焘辑录的《外台秘要》和宋代太平惠民和剂局编写的《太平惠民和剂局方》所收载。

药物组成：滑石、石膏、寒水石、磁石、羚羊角、木香、犀角、沉香、丁香、升麻、玄参、炙甘草、朴硝、硝石、辰砂、麝香等。

功效：清热解毒、熄风止痉。

主治：温热病，邪热内陷心包、热动肝风而致的高热烦躁、神昏谵语、惊风抽搐、口渴唇焦，尿赤便秘，小儿热盛惊厥。适用于治疗流行性乙型脑炎、流行性脑脊髓膜炎、猩红热、败血症等急性热病，邪热内闭证，小儿高热惊搐属热盛风动者，小儿麻疹，热毒内盛，疹色紫红，或透发不畅，见高热、喘促、昏迷，指纹紫红者。

用法用量：每次服 1.5 g，每日 2 次，温开水调服。

3. 至宝丹

出处：出自宋代沈括所著《灵苑方》，后为宋代太平惠民和剂局编写的《太平惠民和剂局方》所收载。

药物组成：犀角、朱砂、雄黄、牛黄、麝香、琥珀、玳瑁、龙脑、金箔、安息香等。

功效：清热解毒、化浊开窍。

主治：用于热毒炽盛、痉厥昏迷不醒的热病患者，尿毒症昏迷患者，肝昏迷患者，急性脑血管病昏迷患者。

用法用量：每次 1 丸（3 g），每日 1 次。

（二）"温病三宝"功效异同比较

安宫牛黄丸、至宝丹、紫雪丹 3 种中成药的共同点是它们均有清热解毒、开窍醒神的作用。而不同之处在于，安宫牛黄丸长于清热解毒，善治高热神昏；至宝丹长于化浊开窍，善治神昏谵语；紫雪丹长于熄风止痉，善治神昏抽搐及温病危重期的患者。根据三方中所用寒性药的多少，其药性依次为安宫牛黄丸最凉，紫雪丹次之，至宝丹再次。临床上可根据患者病情变化，将三种药配合使用，往往可起到相辅相成、协同增效的急救效果。

（三）禁忌证

"温病三宝"主要用于热毒炽盛、邪陷心包、神志昏迷不清的热闭证患者，对体虚脉弱的脱证患者，需慎用；对该药物过敏者不能服用；孕妇患者亦应慎用。方中有的药物有毒，如朱砂含汞，易引起汞中毒；重镇药如磁石易伤气；而大寒药如石膏、寒水石易伤脾胃，故非实热者不宜用；芳香开窍药则易伤元气和耗损真阴。"温病三宝"毕竟是急救药，故不宜久服和使用过量，服药时应以"中病即止"为原则。

（四）临床应用

目前，"温病三宝"已广泛应用于临床，尤其是对高热、神昏、抽搐的患者，应用及时、合理，确能起到逆流挽舟、转危为安的急救作用。但有的人为了商业利益，肆意夸大"温病三宝"中安宫牛黄丸的治疗作用，甚至将其当成保健品、预防药进行宣传，宣称经常服用该药可以防治脑梗死，还可以预防和治疗各种奇难杂症，这是一个误区。笔者曾遇到一位患腔隙性脑梗死的老年男性患者，以为安宫牛黄丸可以预防脑梗死，故自己虽没有明显临床症状表现，但也把该药当成保健品和预防药服用，每天1丸。服药20天后其双手出现不自主的颤抖，做头颅CT检查未发现新的病灶，考虑此为药物毒副作用引起，遂告知患者立即停止服用安宫牛黄丸，之后手抖症状慢慢消失。由此可见，临床应用"温病三宝"尤当慎重，要严格按照该药适应证和使用说明服用。同时，要注意药物的禁忌证及副作用，切不可随意滥用。根据笔者临床经验，对于流行性乙型脑炎、流行性脑脊髓膜炎、猩红热等急性热病和脑血管病昏迷等急性期患者，安宫牛黄丸早期应用疗效较好，可以改善症状，减少偏瘫失语等后遗症，有利于患者康复。